究極の呼吸法

SCIENCE OF BREATH

ヨギ・ラマチャラカ 著
YOGI RAMACHARAKA
柏木栄里子 訳

ナチュラルスピリット

合理的なメカニズムを理解しながら
「究極の呼吸法」を身につけることで
あなたは最高の人生を手に入れるでしょう。

はじめに

本当の「ヨギ」とは？

どうやら、ヨギというもの、そしてヨギの思想や修行法というのは、西洋の人々からするとよくわからないもののようです。インド旅行記を紐解《ひも》けば、図々しくも「ヨギ」の名を語ってインドの大通りや街角にはびこる行者、乞食、いかさま師についての話があふれています。

西洋の人が「ヨギ」と聞いて、骨と皮だけの汚らしい無知蒙昧《むちもうまい》なヒンドゥー教徒をイメージするのは無理もありません。身体がすっかり硬直するまで同じ姿勢で座り続ける人。片腕を上げつづけて降ろすことができなくなった人。拳《こぶし》を握りしめつづけて爪が手の平を貫通している人。そういった人が実在するのはまぎれもない事実です。

しかし、真の「ヨギ」から見ると、そのような輩《やから》が「ヨギ」と自称するのは滑稽でしかありません。それは、自分の足のウオノメを取っただけで「医者」を名乗る人を一流の外科医が見るようなものです。もしくは、露天で虫下しを売っている自称「教授」をハーバードやイェールといった一流大学の学長が見るようなものです。

遠い昔から、インドや他の東洋諸国には、人間の身体的、精神的、霊的成長に心血を注いだ人々がいました。師から弟子へ、熱心な修行者らが世代を超えてその経験を託しつづけた結果、ヨギの手法は少しずつ確立していきました。そのような発見や教えに、最終的に**「ヨギ（Yogi）」**という名前がつけられたのです。

その語源は、サンスクリット語で「つながる」という意味をもつ「ユグ（Yug）」です。英語でやはり同じような意味を持つ「ヨーク（Yoke）」も同じ語源です。どういった経緯でこの教えがそう呼ばれるようになったのかは不明で、流派によってもさまざまな見解があります。

しかし、おそらくは、英語で「(牛や馬に) くびきをかける」という意味の「ゲッティング・イントゥ・ハーネス (Getting into harness)」や「ヨーキング・アップ (Yoking up)」のヒンドゥー版と見るのが最も辻褄《つじつま》が合うと思います。ヨギは間違いなく意志の力で身体と心に「くびきをかける」からです。

ヨガはいくつもの流派に分かれており、肉体のコントロール方法を教えるものから、極めて高次元の霊的発達を目指すものまでさまざまです。本書では、**「究極の呼吸法」**を紹介するうえでやむを得ない場合を除き、高次元の側面については深入りしません。**「究極の呼吸法」**は多くの点でヨガと関係があり、肉体の発達とコントロールを目指すのが主ですが、サイキック的な側面もあり、霊的成長という分野にも足を踏み入れます。

「究極の呼吸法」が伝えること

インドには、ヨガの偉大な流派がいくつもあり、それぞれこの偉大なる国を代表する知識人が何千人も所属しています。ヨガの哲学はインドの多くの人々にとって生き方の礎《いしずえ》です。しかし、純粋なヨギの教えは、限られた少数の者にのみ与えられます。その他大勢の人々は、知識階級のテーブルからこぼれ落ちたパンくずで満足させられているのです。

これは西洋世界とは対極にある東洋的な慣習です。しかし、西洋の考え方の影響で、かつてはごく少数の者にしか授けられなかった教えも、受け取る準備ができた者に自由に伝えられるようになりました。東洋と西洋の距離は縮まりつつあり、互いに影響を与えながら、そのメリットを享受《きょうじゅ》しています。

いつの時代も、ヒンドゥー教のヨギは**「究極の呼吸法」**に細心の注意を払っていました。その理由は本書を読むと明らかになるでしょう。西洋でも、ヨギの呼吸法について触れた書物が多く出まわっています。しかし、ヨギの**「究極の呼吸法」**の根本原則と、ヨギが愛用する呼吸のエクササイズとメソッドについて、西洋の人々に向けてわかりやすい平易な言葉で簡潔に伝える本は、本書以前には存在しなかったと思います。

この本では、東洋の思想を伝えるだけではなく、西洋の思想も引き合いに出すことで、両者がいかに一致しているかを示しました。本書では、ほぼ全編を通して、標準的な言葉を使い、一般的な西洋の読者にとってわかりづらいサンスクリット語の使用は避けました。

本書では、最初に**「究極の呼吸法」**の身体面について解説したあと、次にサイキック的・精神的な側面について考察し、最後に霊的側面について少し触れます。

これほど多くのヨギの教えをわずかなページ数にぎゅっと凝縮し、誰にでもわかるやさしい言葉づかいでまとめることができたことに満足していると述べたとしても、お許しいただけると思います。

唯一気がかりなのは、あまりにシンプルであるがために、「深い」何かを探している人、理解を超えた神秘を求めている人たちの目には止まらないかもしれないことです。とはいえ、合理的な考え方を得意とする西洋の読者の方々のことです。その頭脳が本書の実用性を理解するのに時間はかからないでしょう。

読者の皆さんに、心の底からの「サラーム（こんにちは）！」でご挨拶を。

さあ、ヨギの**「究極の呼吸法」**レッスンの始まりです。

「究極の呼吸法」が大切にしていること

◎**鼻呼吸（P67〜）**

人間以外の動物は口呼吸をしません。口を開けたまま寝るのも口で呼吸するのも人間だけです。なぜならば、動物たちは空気を肺に入れる通り道として正しいのは「鼻」であるということを本能的にわかっているからです。鼻呼吸は、正しく酸素を取り入れられるだけでなく、さまざまな病を未然に防ぐ効果もあります。ヨギの「究極の呼吸法」の基本原理のひとつが鼻呼吸です。

◎**完全呼吸（P91〜）**

ヨギの完全呼吸では、呼吸器全体、肺のすべての部分、すべての肺胞、すべての呼吸筋がフル稼働します。すべての呼吸筋が動くのです。この方法で呼吸すると呼吸器全体が働くため、最小限の消費エネルギーで最大限の効果が得られます。

◎浄化呼吸（P113〜）

肺の空気を入れ替えてきれいにしたいとき、ヨギが好んで行う呼吸法。これは他の呼吸法の最後に行われることも多い呼吸法でもあります。浄化呼吸は、肺の空気を入れ替えてクレンジングし、肺細胞に刺激を与え、呼吸器官の調子を良くして健康にします。肺に良いだけでなく、全身のリフレッシュに大いに役立ちます。

著者について

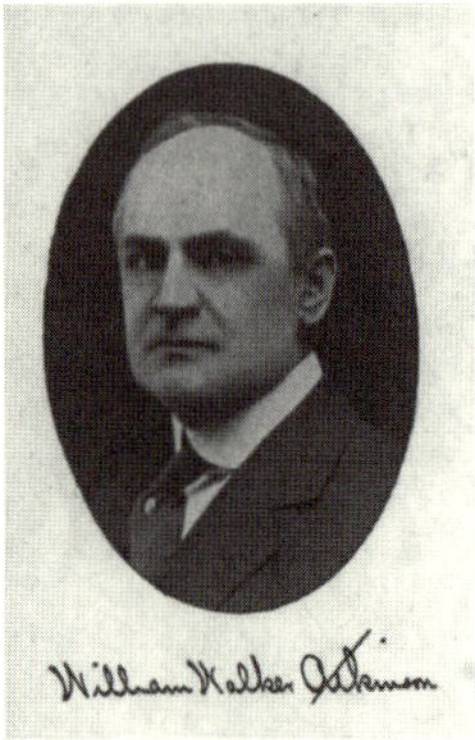

※本書の著者「ヨギ・ラマチャラカ」の本名は、米国メリーランド州生まれのウィリアム・ウォーカー・アトキンソン（1862～1932）。法律家、実業家そして心霊研究とニューソート（新思想）運動の権威として活動しました。

ヨギ・ラマチャラカ名義で書かれたヨガや呼吸法の著作は、明治・大正期に活躍した実業家であり思想家の中村天風にも多大な影響を及ぼしたことは知られています。ラマチャラカ（＝アトキンソン）が説くヨガや呼吸法は、身体的なポーズだけでなく「身体的＋精神的」な両方の側面を丁寧に表現した書物として、欧米のみならず日本でも好感をもって受け入れられました。

アトキンソンは、ラマチャラカの他にもセロン・Q・デュモンなど、多くのペンネームを使い分けながら、精神医学や東洋思想、ビジネス、人間関係など、生涯一〇〇冊以上の著作を残しました。特に１９０６年に書かれた『Thought Vibration or the Law of Attraction in the Thought World』は世界中で読まれ、これに影響を受けた作家ロンダ・バーンの自己啓発書『The Secret』は全世界で２０００万部以上読まれています。

尚、本書は、１９０３年に書かれた『Science of Breath』（原題）をできるかぎり忠実に訳しましたが、時代的に不適切な表現や解釈が異なる部分においては、現代でも活用できる内容に補足したことを付け加えておきます。

ナチュラルスピリット編集部記

究極の呼吸法　目次

はじめに

第1章　息をすることは生きること

第2章　呼吸のメカニズム〈一般編〉

第3章　呼吸のメカニズム〈秘伝編〉

第4章　神経系について

第8章 完全呼吸の生理的な影響

第9章 ヨギの知恵にふれる

第10章　身体を鍛える7つのエクササイズ

第11章 バイブレーションとヨギのリズム呼吸

第12章 ヨギのサイキック呼吸

第1章

息をすることは生きること

呼吸は、生きるために必要なだけではありません。
人がいつまでも元気でいられるかどうか、
病気になりやすいかどうかも、
実は呼吸の習慣によるところが大きいのです。

呼吸がいちばん大切な理由

生きるためには、息をすることが絶対に不可欠です。
「息をすることは生きること」と言えるでしょう。
細かい理論や用語の違いはあっても、東洋と西洋はこの根本原則について認識を同じくしています。

息をすることが、生きることです。息をしていなければ、生きてはいません。生存と健康のために呼吸を必要とするのは、何も人間などの複雑に進化した動物だけではありません。単純な原生動物も生きるために呼吸を必要としますし、植物も生きつづけるには空気が必要です。

生まれたばかりの赤ちゃんは、長く深く息を吸いこんでから、ふっと息を止めてそこに含まれている生命力の源を取り込むと、「オギャー！」という産声とともに長く息を吐きます。さあ、地球での人生の始まりです。老人は静かに息を引き取ります。一生の終わりです。赤ちゃんが初めてする微かな息から、死にゆく老人の最後の一息にいたるまで、人生はひとつながりの息によって綴られたひとつの長い物語です。**人生とは、ただひとつながりの呼吸なのです。**

呼吸は、身体のすべての機能の中で最も重要なものと考えていいでしょう。すべての機能は呼吸のうえに成り立っているからです。人間は何も食べなくても、かなりのあいだ生きられます。水を飲まなくても、しばらくのあいだは生きられます。しかし、息を吸わなければ数分間しか生きられません。

呼吸は、生きるために必要なだけではありません。人がいつまでも元気でいられるかどうか、病気になりやすいかどうかも、実は**呼吸の習慣によるところが大きい**のです。呼吸の力をうまくコントロールすることで、からだを元気にし、抵抗力をつけ、地上での寿命を延ばすことができます。逆に、呼吸に無頓着でいると、生命力が弱まり、病気にかかりやすくなり、寿命は縮みます。

文明人ほど呼吸が乱れている

人間が正常だった頃、呼吸法をわざわざ教わる必要などありませんでした。他の動物や子どもと同じように、自然の摂理にしたがって、自然に正しく呼吸していました。しかし、人間は文明化によって呼吸だけでなく、さまざまな点で変わってしまいました。歩き方も、立ち方も、座り方もおかしくなり、本来なら生まれながらに習得しているはずの自然で正しい呼吸ができなくなってしまったのです。

文明化の代償は高くつきました。未開人は、現代でも、自然に正しく呼吸しています。ただし、文明化の影響が及んでいる場合は例外です。

文明人で正しく呼吸している人の割合はごくわずかです。その結果が**胸部の萎縮と猫背**、そして**呼吸器系疾患の激増**です。あの恐るべき「肺結核」もそのひとつです。「たった一世代の人類が正しい呼吸をすれば、人類全体が蘇るだろう。病気になる人の方がめずらしくなり、好奇の目で見られることだろう」と、この道の第一人者が述べています。東洋の立場から見ても、西洋の立場から見ても、正しい呼吸と健康が関係していることは明らかであり、簡単に説明がつきます。

西洋では、極めて物質的な観点から、健康な身体をつくるためには正しい呼吸が必要であると教えています。東洋では、西洋の兄弟たちの教えに賛同するだけでなく、正しい呼吸の習慣によって健康な身体が得られるのに加え、精神力、幸福、自制心、鋭い眼力、道徳心、さらには霊的成長までもが**「究極の呼吸法」**を理解することによって向上できると教えています。

「究極の呼吸法」は、あらゆる流派の東洋哲学の基本です。西洋人がこの知恵を把握し、彼らが得意とする実用化を成し遂げたあかつきには、驚異的な結果がもたらされるでしょう。東洋の思想と西洋の実践法が手を取り合ってひとつに交われば、素晴らしい所産が生まれるに違いありません。

正しい呼吸とプラーナについて

本書はヨギの**「究極の呼吸法」**を紹介するものです。これには、西洋の生理学や保健衛生の専門家に知られている知識がすべて含まれているだけでなく、秘術的な側面も含まれます。西洋の科学でいう「深呼吸は身体によい」というような身体的側面に加えて、呼吸法のあまり知られていない側面についても述べ、ヒンドゥー教のヨギが使っている、肉体をコントロールし、精神力を高め、霊性を育てるための**「究極の呼吸法」**を伝授します。

ヨギは、エクササイズを行うことによって肉体をコントロールする方法を身につけ、身体の好きなところに**生命力（プラーナ）**を巡らせ、特定の臓器や部位を鍛えたり、元気にしたりすることができます。ヨギは正しい呼吸がもたらす生理的な影響について、西洋科学で知られていることをすべて知っているだけではなく、空気には、酸素、水素、窒素以上の何かが含まれていて、血液に酸素を行きわたらせる以上の何かを行っていることを知っています。

ヨギは、**「プラーナ」**について知っています。西洋の人はそれを知りませんが、ヨギはその大いなるエネルギーの特性や扱い方を熟知しており、人間の心と身体に与える影響についてもよく知っているのです。

ヨギは、一定のリズムに乗りながら呼吸をすることによって、**自然のバイブレーションと波長を合わせる**ことができること、そして自身の**潜在能力の開花を促すこと**ができることを知っています。ヨギは、**呼吸をコントロールすること**によって、自分や他人の病気を癒すことができるだけではなく、恐れや心配などの波動の低い感情から実質的に自由になることもできることを知っています。

以上のことをお教えするのが、本書の目的です。本来なら何冊にもなる内容ですが、その理論とステップを単純明快に説明していきます。この本が、西洋の頭脳をヨギの**「究極の呼吸法」**の価値に目覚めさせてくれることを願います。

第2章

呼吸のメカニズム〈一般編〉

野生動物は自然に正しく呼吸しています。
もちろん、原始時代の人間もそうでした。
文明化によって身につけた不自然なライフスタイルによって、
自然な呼吸の習慣が奪われ、
それが人類の多大な苦しみをつくり出しています。

呼吸器の一般知識

本章では、呼吸器の機能に関する西洋科学的な理論と、呼吸が人体において果たす役割について簡単に説明します。そして後の章では、東洋の理論と、その研究によって裏づけられた事実を紹介します。

東洋では、西洋の兄弟たちの理論や知識を認めています（むしろ何世紀も前から知っていたこと）。それに加え、西洋の人々がまだ受け入れておらず、いずれ来たるべきときが来れば「発見」し、別の名前を冠したうえで新たに見つかった重要な真実として世界に知らしめるであろう、多くの知識も持っています。

呼吸に関する西洋の考えを取り上げる前に、まずは、呼吸器についての一般知識をざっくりと見ておきましょう。呼吸器は、**肺**と、肺への空気の通り道である**気道（気管）**から構成されます。肺は身体の中心線の右と左にひとつずつ、計２つあり、胸腔の大部分を占めています。左右の肺のあいだには心臓と太い血管と太い気管があります。各肺は、気管と心臓につながっている根元の部分（主に気管支と動・静脈から成る）以外は、全方向に自由に動くことができます。

肺はスポンジのように、たくさんの小さな穴が空いた構造をしており、その組織は非常に弾力性に富んでいます。肺は**胸膜**という薄くて丈夫な袋に包まれており、胸膜には肺を覆っている側と胸壁の内側を覆っている側の2層があります。この2層の胸膜のあいだに分泌されている液体が潤滑油となって、呼吸をしても膜がこすれることなく滑らかに動くことができます。

気道は、**鼻腔、咽頭《いんとう》、喉頭《こうとう》、気管、気管支**で構成されます。呼吸をすると、鼻から吸い込んだ空気は、血管が密集した鼻の粘膜と接触することによって温められます。温まった空気は、咽頭と喉頭を通って気管に入ります。

気管が分かれて気管支となり、気管支は何度も枝分かれを繰り返しながら、どんどん細くなっていきます。両方の肺を合わせると分岐は何百万本にも及び、その先端には空気を入れる袋状の部分（肺胞）がついています。ある文献によれば、肺胞をすべて広げると、約1300平方メートルにもなるようです。

【呼吸器の一般名称】

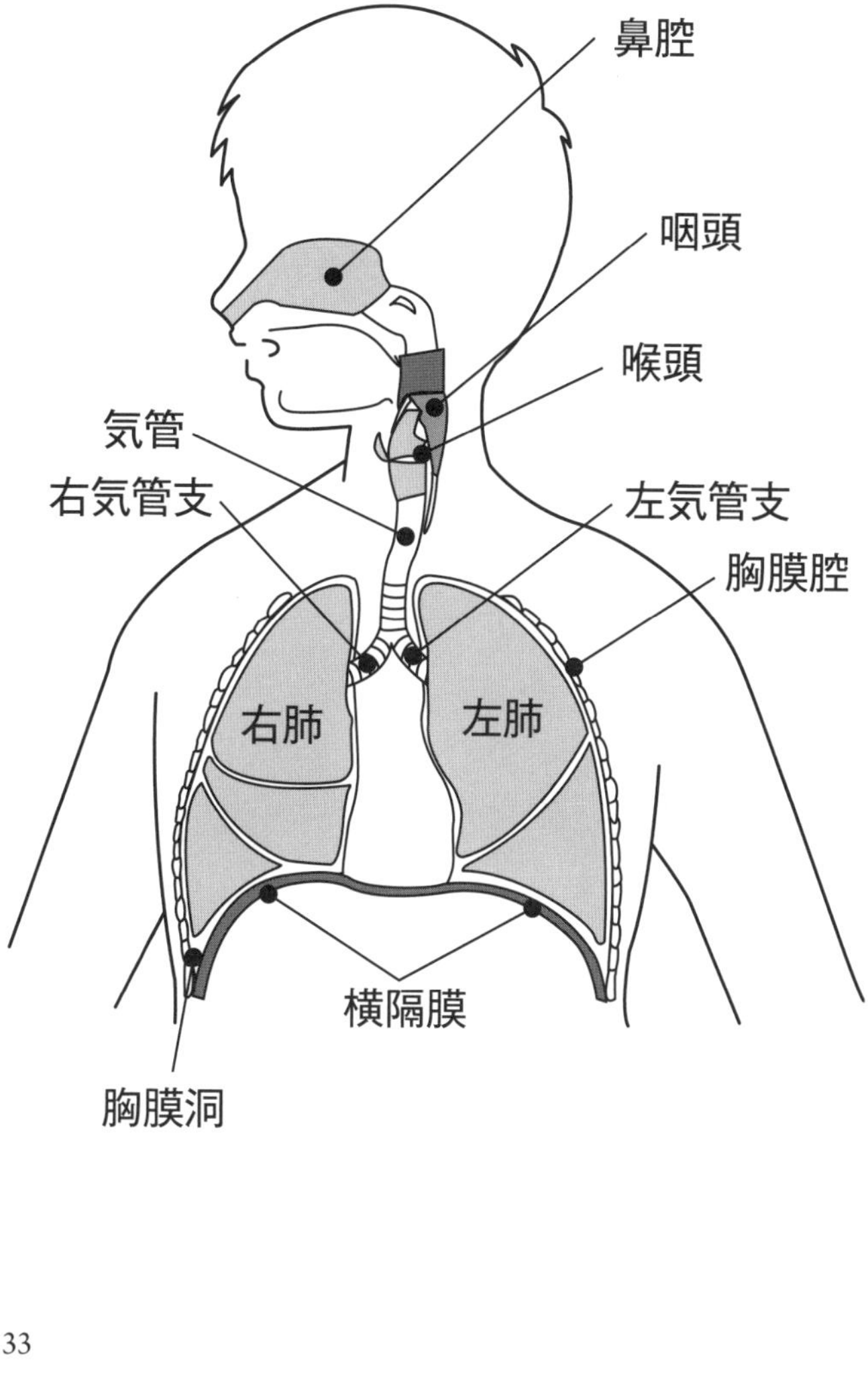

横隔膜が動くことによって、空気が肺に吸い込まれます。横隔膜は広くて薄い丈夫な膜状の筋肉で、胸部を水平に横切り、胸腔と腹腔を隔てています。横隔膜は心臓と同じように、ほとんど無意識のうちに動いていますが、意志の力によって意識的に動かす（半随意筋に変える）ことが可能です。

横隔膜が広がると、胸郭と肺の容量が大きくなって減圧状態がつくり出され、空気が一気に流れ込んできます。横隔膜がゆるむと、胸郭と肺が縮み、空気が外に追い出されます。

血液がエネルギーとパワーを運んでいる

ここで、肺の中の空気に何が起こるのかを考える前に、**血液循環**について少しだけ見ておきましょう。ご存知のとおり、血液は心臓から動脈を通して送り出されたあと、**毛細血管**に入って身体のすみずみまでエネルギーや栄養やパワーの源を届けます。その後、**静脈**という別のルートの毛細血管を通って心臓に戻り、そこから肺に引き込まれます。

動脈血が心臓を出発するときは、豊かな明るい赤色で、栄養分や生命力にあふれています。静脈を戻ってくるときは、痩せて濁った青色で、回収した老廃物を満載しています。これは、山から湧き出た清水が、下水として戻ってくるようなものです。この下水が注ぎ込むのが心臓の**右心房**《しんぼう》です。右心房がいっぱいになると、右心房が収縮して血液を**右心室**に送り、血液はそこから肺に送られます。肺胞には無数の毛細血管が網の目のように張り巡らされています。

ここで、先ほどの肺の話につながります。

汚れた血液は無数の小さな肺胞をとりまく無数の**毛細血管**に分配されます。息を吸うと、その息に含まれている酸素が肺の毛細血管の薄い壁ごしに、汚れた血液と接触します。毛細血管の壁は血液が漏れ出すほど薄くはありませんが、酸素が通り抜けられるくらいには薄いのです。酸素が血液に触れると、一種の燃焼反応が起こり、血液に酸素が取り込まれ、全身から回収されてきた老廃物や有害物質から生じる二酸化炭素が放出されます。

【血液循環のしくみ】

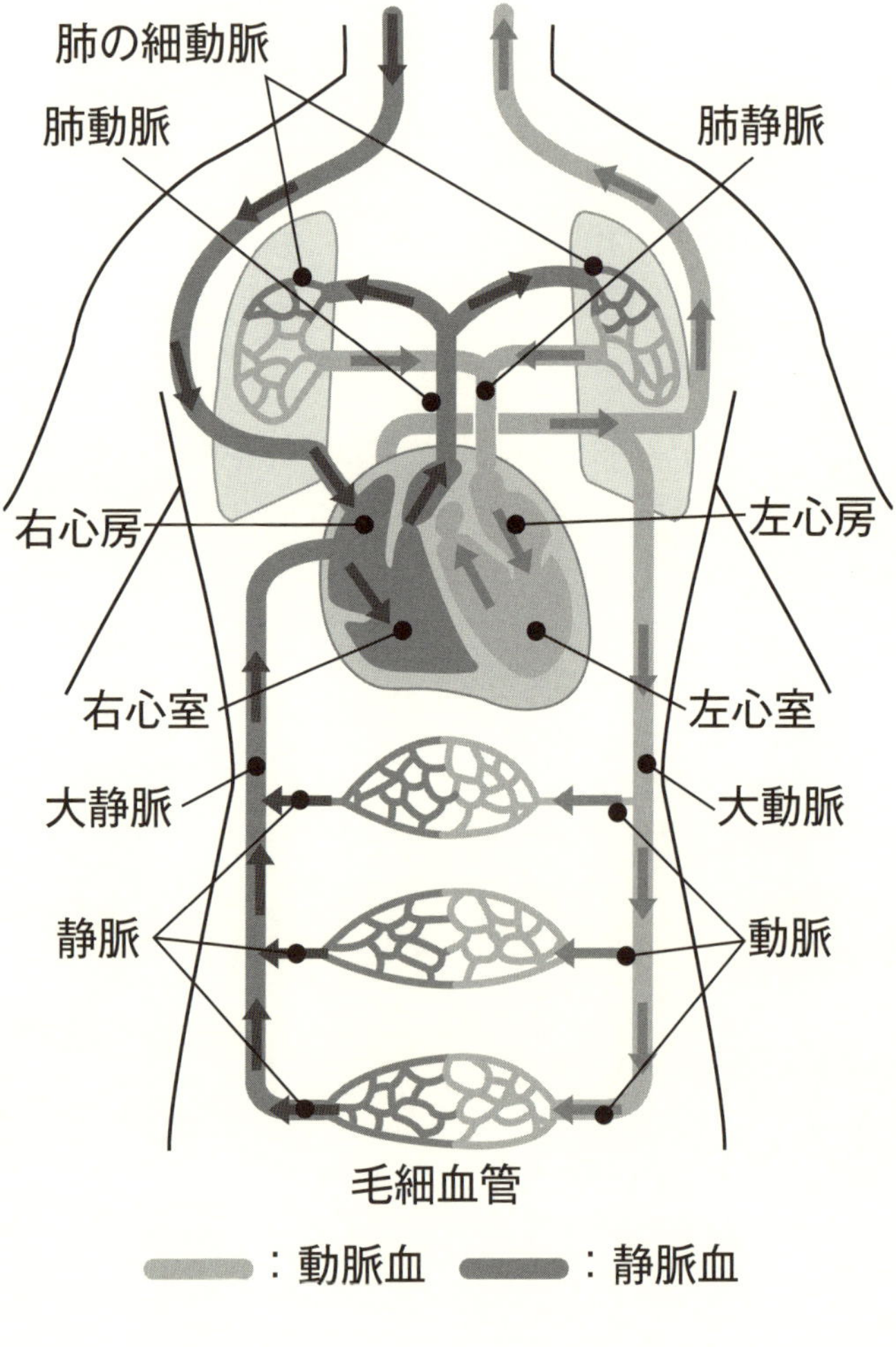

こうしてきれいになり、酸素を取り込んだ血液は**心臓**に戻されます。最初と同じように豊かな明るい赤色で、栄養分や生命力にあふれた血液です。この新鮮な血液が心臓の**左心房**に達すると、**左心室**に強制的に送り込まれ、動脈から再び全身に向けて、その使命を果たすべく送り出されます。

1日（24時間）に肺の毛細血管を流れる血液の量は1万6千リットルと考えられています。赤血球は一列に並んで毛細血管の中を進み、その両面で酸素と接触する仕組みです。その背後で働いている緻密で繊細なプロセスを考えるにつけ、自然の摂理の限りなく大きな計らいと知性に驚き、深い畏敬の念を覚えます。

酸素不足と栄養の関係

十分な量の空気が肺に吸い込まれなければ、汚れた静脈血を浄化することができず、身体に栄養分が行き届かないばかりか、廃棄されるはずの老廃物が血流に戻されて身体に害を与えます。そうなれば待っているのは死です。

汚れた空気も、程度の差はあれ、同じように働きます。十分な量の空気を取り込めていない人は、血液の働きがうまくいかず、栄養不足になったり、病気になったり、不健康になることがわかっています。間違った呼吸をしている人の血液は、当然のことながら暗く青みがかった色で、動脈本来の赤みがありません。そういう人は大抵、顔色が悪くなります。正しい呼吸をすると、血の巡りが良くなるので、顔の色つやが良くなります。

少し考えるだけでも、正しい呼吸がいかに大切であるかがわかるはずです。血液が肺の再生プロセスによって十分に浄化されなければ、帰り道で回収した不純物が十分に浄化されないままの異常な状態で動脈に戻ってしまいます。不純物が身体に戻れば、何らかの病気として表れるのは確実です。それは血液の病気かもしれませんし、栄養が十分に届かない臓器や組織が機能不全を起こすことによる病気かもしれません。

肺で血液がうまく空気に触れていれば、不純物を消費して有害な二酸化炭素を手放すことができるだけでなく、一定量の酸素を取り込むことができます。酸素は、自然の力が正常に働くために酸素を必要とする体内のあらゆる場所に送られていきます。

酸素は、血液に触れると、血中の**ヘモグロビン**と結びついて、全身の細胞、組織、筋肉、臓器に送られます。そこで、細胞や組織を元気にしたり、丈夫にしたり、自然が用意する新しい細胞や組織に生まれ変わらせるために役立ちます。十分に空気に触れることのできた動脈血は、約25パーセントの**遊離酸素**（※赤血球の中にあるヘモグロビンと結合せずに血液中に存在する酸素のこと）を含んでいます。

酸素の働きは、単に全身を元気にすることだけではありません。食べ物を消化するには、食べ物に一定量の酸素が結びつくことが必要です。そして、そのための唯一の方法が、栄養素が血中の酸素に接触して**「燃焼」反応を起こすこと**です。これには、肺から適正な量の酸素が供給されていることが欠かせません。肺が悪い人は消化も悪いのはこのためです。これは非常に重大な事実です。

考えてもみてください。身体全体が、消化した食べ物から栄養を取り入れています。消化吸収がうまくできないということは、全身に栄養が行きわたらないということです。そのうえ肺そのものも同じ栄養源で動いているわけですから、不完全な呼吸によって消化吸収が悪くなれば、肺が弱り、そのために酸素を取り入れる機能がさらに低下するという悪循環で、身体がどんどん弱っていってしまいます。

食べ物や飲み物を体内に栄養として取り込むには、その分子が酸素と結びつく必要があり、老廃物を体外に排出できるようにするためにも酸素が必要です。つまり、酸素が足りないというのは、**栄養が十分に吸収できない**ということであり、老廃物が十分に排出できないということであり、つまりは不健康だということです。

「息をすることは生きること」とは実によく言ったものです。

老廃物の燃焼によって生じる熱により、体温が一定に保たれます。正しい呼吸をしている人は「風邪」を引きにくくなり、温かい血が豊富に体内をめぐっているため、気温の変化に強い体になります。

以上に述べた重要な働きに加え、呼吸をすることによって筋肉が動き、内臓のマッサージになります。これも、西洋の書物ではほとんど注目されていませんが、**ヨギが極めて重視している呼吸の機能**です。

不完全な呼吸、浅い呼吸をしていると、一部の肺胞しか使われません。肺の容量の大部分は使われず、使われない肺の大きさの分だけ、身体に取り込まれる酸素が少なくなります。

野生動物は自然に正しく呼吸しています。もちろん、原始時代の人間もそうでした。文明化で身につけた不自然なライフスタイルによって、自然な呼吸の習慣が奪われ、それが人類の多大な苦しみをつくり出しています。この文明化の影から人類の身体を救う手段はただひとつ、**「自然に回帰する」**ことなのです。

第3章

呼吸のメカニズム〈秘伝編〉

私たちはいつもプラーナに満ちた空気を吸い込み、
空気中からプラーナを抽出しながら、
必要な目的に使っています。
プラーナは、空気中にあるとき最も自由な状態です。

秘伝とプラーナ

「究極の呼吸法」には、他の多くの教えと同じように、表と裏があります。表は一般に開かれた教え、裏は奥義を会得した人にのみ明かされる秘伝的な教えです。呼吸の身体的側面を前章のような表の一般編とするなら、本章で見ていくのは裏の秘伝的な側面といえます。

いつの時代もどこの国でも、秘儀秘術に通じた者たちは（多くの場合、少数の信徒に向けて秘密裏に）**「空気中には、あらゆる活動とバイタリティーと生命の源となる物質または原理がある」**と教えてきました。名前の違いや細かい定義の違いはありますが、これと原理的に同じ考え方は、あらゆる秘教や哲学に見られます。そして、何世紀も前から、東洋のヨギの教えの一部になっています。

この大いなる原理には（多くの場合、異なる名前の下で）多くの異なる理論が存在しています。混乱を避けるため、本書ではこの原理を「**プラーナ**」と呼ぶことにします。これは、サンスクリット語で「**絶対的エネルギー**」という意味です。多くの秘教において、ヒンドゥー教における「プラーナ」は「エネルギーまたは力の普遍的原理である」とか「すべてのエネルギーまたは力はプラーナからもたらされる」とか、むしろ「すべてのエネルギーまたは力はプラーナのひとつの顕現に過ぎない」など、さまざまなことが教えられています。

しかし、これらの理論は本書のテーマを考えるうえでは脇に置いておきましょう。本書では、プラーナを、**あらゆる生物に働くエネルギーの本源**、それがなければ「生きている」とは言えないという、生物と非生物を分かつものとして理解するに留めます。生命の「有効成分」という意味で、「**生命力**」と考えてもよいでしょう。

プラーナは、すべての生き物に存在しています。アメーバから人間まで、最も単純な植物から最も複雑な動物まで、すべてです。プラーナは至るところに充満しています。プラーナは命あるものすべてに宿ります。そして、秘教の教えでは、命はすべてのものの中――原子ひとつひとつの中――に宿るとされているため、一見命を持たないように見えても、それは単に具現化の程度の問題で、プラーナは至るところに、**あらゆるものの中に宿っている**と思ってよいでしょう。

プラーナを「自我《エゴ》」と混同しないでください。ここで自我とは、あらゆる魂に宿り、物質やエネルギーをまとっている聖なるスピリットのことです。プラーナは、自我を物質的に具現化する過程で自我によって使われる、**エネルギーのひとつの形態**でしかありません。

自我が肉体を離れると、プラーナは自我によってコントロールされることはなくなり、肉体を構成する原子（もしくは複数の原子から成るグループ）の命令にのみ反応するようになります。

肉体が分解され、元素に戻っていく過程で、それぞれの原子は新たな組み合わせで結合するのに必要なだけのプラーナを取っていきます。使われずに残ったプラーナは、大いなる宇宙の倉庫へと還っていきます。自我のコントロール下にあるときは、結合力が存在し、原子は自我の意志によって互いに結びつけられます。

プラーナとは、あらゆる動き、力、エネルギーの本質である**普遍的原理を指す言葉**です。重力も、電気も、天体の回転運動も、単純なものから複雑なものまでのあらゆる生命も、現実世界にどのように具現化されているかを問わず、すべてプラーナの働きです。もしくは、あらゆる形態の力とエネルギーの神髄といってもいいでしょう。その原理が特定の方法で動作することで、生命に伴うあらゆる活動が生まれるのです。

プラーナは「命のスピリット」

プラーナという大いなる原理は、あらゆる形の物質の中にありながら、物質ではありません。プラーナは空気の中にありますが、空気ではありません。空気を構成する分子のひとつでもありません。動物も植物も皆、空気と一緒にプラーナを吸い込みますが、もし空気にプラーナが含まれていなければ、いかにたくさん空気を吸おうとも死んでしまうでしょう。

プラーナは酸素と一緒に体内に取り込まれますが、酸素ではありません。創世記を書いたヘブライ人は、空気と、その中に含まれる神秘的でパワフルな原理の違いを知っていました。その一節に「ネシェメット　ルアカイム（neshemet ruach chayim）」とありますが、これは**「命のスピリットの息」**と訳すことができます。ヘブライ語で「neshemet」は一般的な空気の呼吸を意味し、「chayim」は命を意味します。これに対し、「ruach」は**「命のスピリット」**という意味で、神秘学者はこれが「プラーナ」と同じものだと主張しています。

プラーナは空気中に含まれていますが、それ以外の場所にもあり、空気が入り込むことができないような場所にも浸透しています。空気中の酸素は、動物の生命維持にとって重要な役割をします。炭素は植物の生命維持にとって同じような役割を果たします。しかし、プラーナは、そのような生理学的な機能とは違う、生命の具現化にかかわる独自の役割を果たしています。

私たちはいつも、プラーナに満ちた空気を吸い込み、空気中からプラーナを抽出して、必要な目的に使っています。プラーナは、空気中にあるとき最も自由な状態です。新鮮な空気はプラーナをふんだんに含んでいて、他のどんな方法で摂取するよりも簡単にプラーナを取り込むことができます。

通常の呼吸では、標準的な量のプラーナを吸い込み、取り込んでいますが、呼吸を適正にコントロールすること（いわゆる「ヨギの呼吸法」）で、もっとたくさんのプラーナを取り込んで、必要なときに備え、脳や各神経中枢に蓄えておくことができます。バッテリーに電気を充電するのと同じように、**プラーナは貯めておくことができる**のです。

西洋の科学者が気づかなかったこと

秘儀の達人が持つとされるさまざまな超能力の大半は、この仕組みを知り、蓄えたエネルギーを巧みに使うことによって実現されています。ヨギは、特定の呼吸法を実践することによって、プラーナと特定の関係を築き、必要な目的のためにプラーナを利用できることを知っています。

この方法で全身を活性化できるだけではなく、同じエネルギー源から脳が受け取ることのできるエネルギー量が増えるため、潜在的な才能が開花したり、超常的な能力が身についたりします。

プラーナを蓄える仕組みをマスターした人は、意識的もしくは無意識的に、生命力やパワーを周囲に放っており、周りにいる人はそれを感じることができます。このような人は自分のパワーを他人に分け与え、人を元気にしたり、健康にしたりすることができます。エネルギー療法が人を癒すのも同じ原理です。当の施術者の多くはその**「エネルギーの出どころ」**を知らずに使っていますが。

西洋の科学者は、空気中に充満しているこの大いなる原理の存在について何となく気づいてはいましたが、対応する化学的物質を見つけることができず、どんな計測装置をつかっても捕捉できないことがわかると、多くの人は東洋の理論を鼻で笑いました。説明ができなかったので、否定したのです。

しかし、ある特定の場所の空気に**「何か」がふんだんに含まれている**ことは認めているようで、失われた健康を取り戻したければそのような場所に行くようにと、医者が患者に薦めることがあるようです。

空気中の酸素は血液に取り込まれ、循環器系によって利用されます。空気中のプラーナは神経系に取り込まれ、脳と神経の働きに利用されます。酸素を含んだ血液が身体中に行きわたって全身を健康にするように、プラーナは神経系全体に行きわたって**脳神経を活性化**します。プラーナが**「生命」の有効成分**だと考えれば、プラーナが私たちの人生で果たす役割の大切さがよくわかるでしょう。

血中の酸素が体内の必要な場所で使われて消耗するのと同じように、神経系に取り込まれるプラーナも、何かを考えたり、意志を働かせたり、行動したりすることによって消耗するため、常に補充が必要です。頭を使うたび、意志力を使うたび、筋肉を動かすたびに、「神経エネルギー」が消費されると言いますが、このとき実は一種のプラーナが消費されているのです。

筋肉をひとつ動かすにも、脳が神経を通して「筋肉を動かせ」という信号を送ることで筋肉が収縮するという仕組みなので、多くのプラーナが消費されます。プラーナの大部分は**呼吸によって体内に取り込まれている**ということを思い出せば、正しい呼吸がいかに重要かよくわかるでしょう。

第4章

神経系について

脳から出されて、
神経によって全身に伝えられるエネルギー
または力のことを西洋科学では
「神経エネルギー」と呼んでいますが、
ヨギはそれがプラーナの
ひとつの姿であると知っています。

人間の神経系のしくみ

ここまでの説明で、西洋科学の呼吸理論は酸素の吸収と循環系による酸素の利用にとどまっているのに対し、ヨギの理論はプラーナの吸収と神経系を通じたプラーナの利用についても考えていることにお気づきでしょう。話を先に進める前に、**神経系**についてもざっくりと見ておくことにしましょう。

人間の神経系は、**脳脊髄（中枢《ちゅうすう》）神経系と交感（抹消《まっしょう》）神経系**に大別されます。

脳脊髄（中枢）神経系には、頭蓋腔の中にある**神経系（脳）**と、脊柱管の中にある**神経系（脊髄）**と、そこから**分岐している神経**が含まれます。意志や感覚など、動物的な生命維持機能を司ります。

交感（抹消）神経系には、主に**胸腔**、**腹腔**、**骨盤腔に存在する神経系**と、そこから**内臓に分布する神経**が含まれます。成長や栄養補給など、無意識のプロセスを司ります。脳脊髄（中枢）神経系は五感を司ります。見る、聞く、味わう、匂いを嗅

【神経系のしくみ】

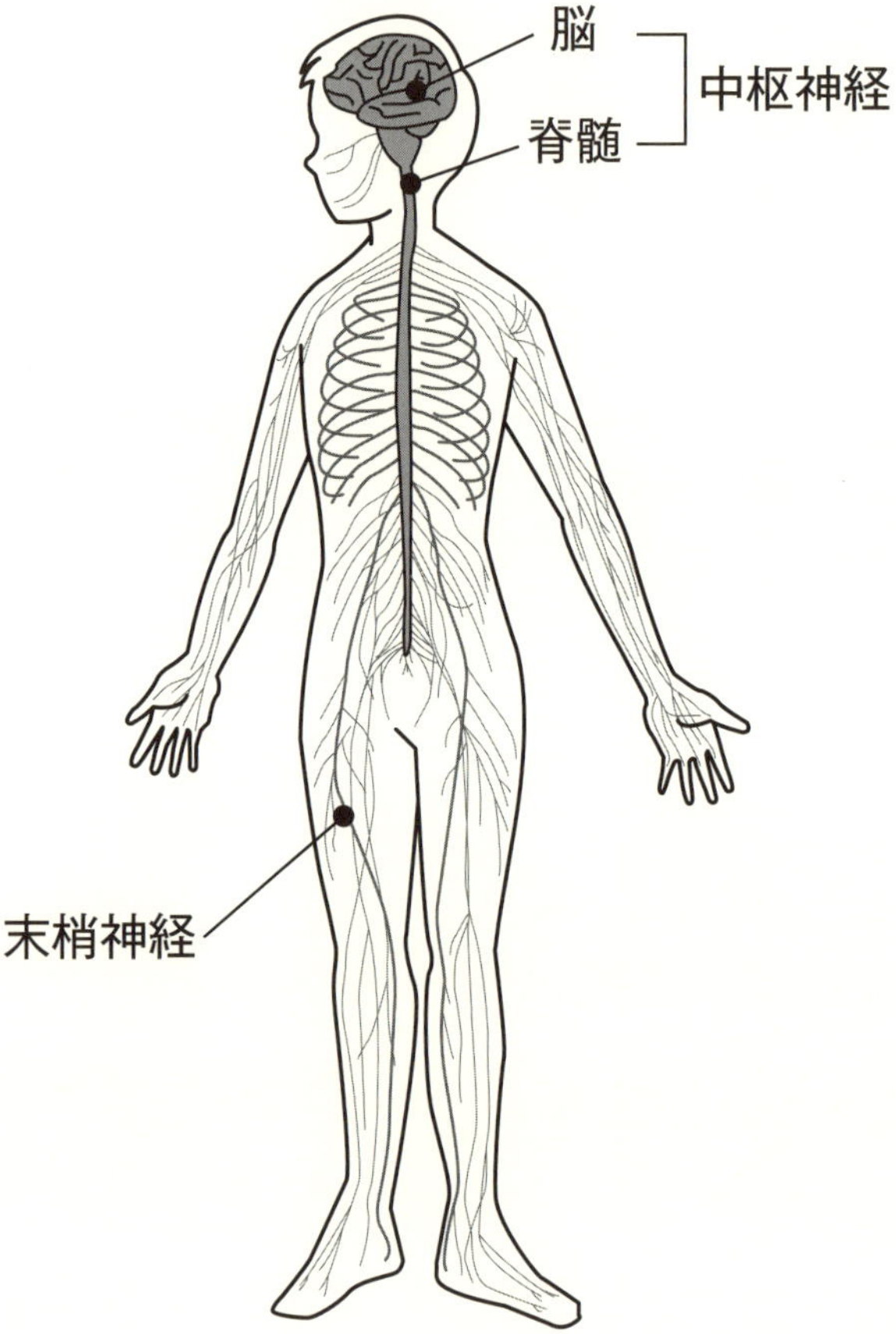

ぐ、感じるなどは、すべて脳脊髄（中枢）神経系の働きです。脳脊髄（中枢）神経系は、さまざまなものを「動かす」働きです。自我はこれを使って思考し、意識を現実化しています。脳脊髄（中枢）神経系は自我が外界とコミュニケーションするための道具なのです。脳脊髄（中枢）神経系を電話回線網にたとえれば、脳が電話局、脊柱がケーブル、神経は電線となります。

脳は神経組織のかたまりで、**大脳**、**小脳**、**脳幹**の３つの部分から成ります。大脳は脳の主要部分であり、頭蓋の上方、前方、中央、後方を占めています。小脳は頭蓋の後下方にあります。脳幹は脊髄の延長線上で小脳の手前にあり、位置的には小脳の前方にあります。

大脳は脳の知的な働きを司ります。小脳は随意筋の運動を調整します。脳幹は脊髄の上方につながる太い部分です。脳幹と大脳から枝分かれした脳神経は、頭の各部のほか、特殊感覚器、胸部と腹部の一部の器官、呼吸器へと伸びています。

脊髄は脊柱（背骨）の脊柱管の中を通る長細い神経組織で、いくつかの椎骨から

【脳のしくみ】

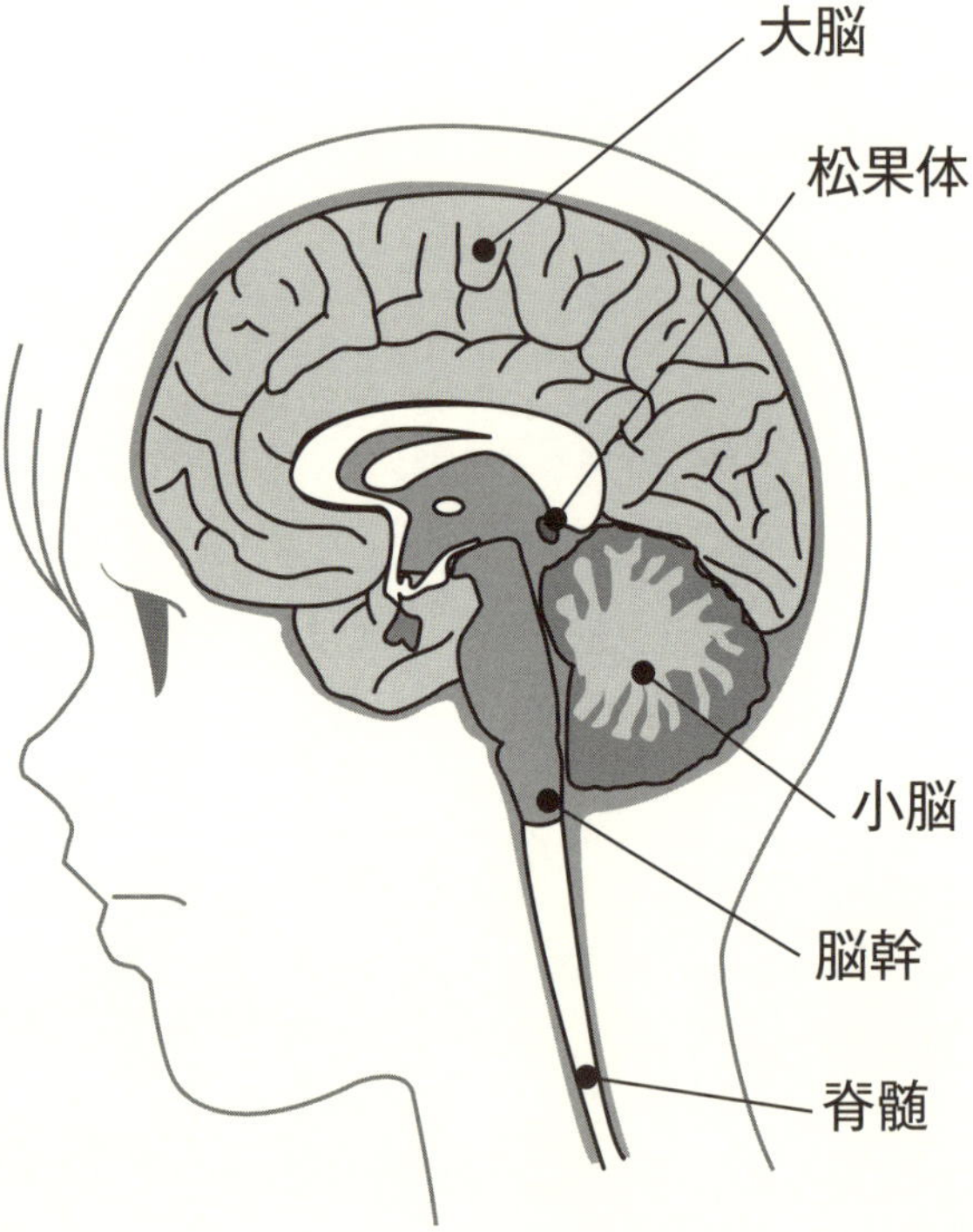

神経の枝を出し、身体のすみずみと情報をやりとりします。脊髄が電話局につながる太いケーブルだとすると、枝分かれした神経は各家屋につながる配線です。

交感（末梢）神経系は、脊柱の両側に沿った2本の神経の束と、頭、首、胸、腹にかけて分布するいくつもの神経節が鎖状に連なって構成されます（神経節とは、神経細胞を含む神経組織が集まってこぶ状になった部分のこと）。神経節同士は神経線維でつながっています。

また、運動神経や感覚神経によって、神経節は脳脊髄（中枢）神経系ともつながっています。神経節から多くの神経線維が枝分かれして、臓器、血管などに伸びています。神経は体内のあちこちで交差し、**神経叢**（訳注：神経が網目状に入り組んだ部分）を形成します。交感神経系は、**循環**、**呼吸**、**消化**といった無意識のプロセスのほとんどをコントロールしています。

脳から出されて神経によって、全身に伝えられるエネルギーまたは力のことを西洋科学では**「神経エネルギー」**と呼んでいますが、ヨギはそれが**プラーナ**のひとつの姿であると知っています。プラーナは、性質的にも速さ的にも電流に似ています。

この「神経エネルギー」なしには、心臓が鼓動を打つことはできず、血が巡ることはできず、肺は呼吸することができず、臓器は働くことができません。実際、全身の機能が停止してしまうのです。それどころか、プラーナがなければ脳すら考えることができなくなります。これらの事実を踏まえると、プラーナを取り込むことの大切さは誰の目にも明らかでしょう。そのため、西洋の科学における呼吸の扱いと比べ、ヨギは**「究極の呼吸法」**に重きを置いているのです。

神経細胞が集まる大事なところ

神経系のとある重要な機能について、ヨギの教えは西洋科学より踏み込んだ見解を示しています。西洋科学で**「太陽神経叢《ソーラープレクサス》（腹腔神経叢）」**と呼ばれ、単に身体のあちこちにある神経叢のひとつとして扱われている機能のことです。

ヨギの教えでは、この太陽神経叢こそ、本当は神経系の中で最も重要な部分であるといいます。太陽神経叢は一種の脳であり、人体において主要な役割を果たしているというのです。

このことは何世紀も前から東洋のヨギに知られていた事実ですが、西洋科学も徐々にその方向に向かいつつあるようで、最近の西洋の書物の中には、太陽神経叢のことを**「腹にある脳」**と呼んでいるものもあります。太陽神経叢は上腹部の「みぞおち」のすぐ奥、脊柱の両側にあります。脳と同じように、白質《はくしつ》と灰白質《はいはくしつ》によって構成されています。

太陽神経叢は人間の主要な内臓をコントロールしており、一般に知られているよりもはるかに重要な役割を果たしています。ここでは太陽神経叢についての詳細なヨギの理論は省きますが、一点だけ述べておくとするなら、太陽神経叢は**プラーナの巨大な中央格納庫**だと言われています。昔から、太陽神経叢がある**「みぞおち」**の辺りは人体の急所として知られており、プロボクサーはみぞおちにパンチを叩き込んで、相手を一時的に動けなくすることがよくあります。

太陽神経叢は、パワーとエネルギーを全身に放射しています。「太陽」神経叢という名はこの「脳」にふさわしい名前です。頭にある脳ですら、このプラーナの貯蔵庫なしにはほとんど機能できません。遅かれ早かれ、西洋の科学者が太陽神経叢の本当の働きをすべて把握し、教科書や学校でずっと大きく扱うようになる日が来るでしょう。

【太陽神経叢の位置】

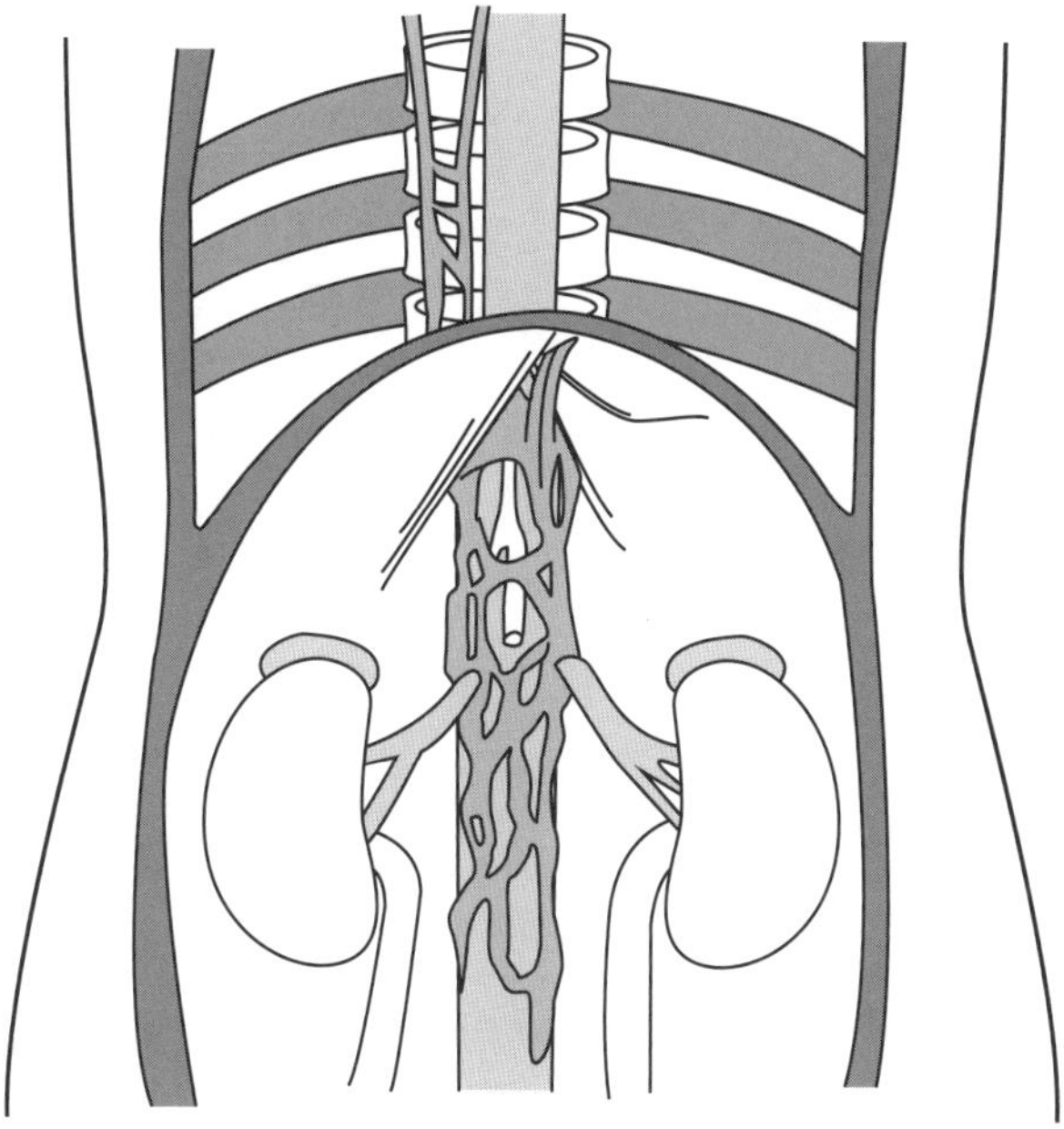

太陽神経叢は上腹部の「みぞおち」のすぐ奥、
脊髄の両側にある。

第5章

鼻呼吸と口呼吸について

人間以外の動物は口呼吸をしません。
口を開けたまま寝るのも
口で呼吸するのも人間だけです。
むしろ未開人はほとんど例外なく
正しく呼吸していることから、
自然の道から外れているのは文明人のみでしょう。

今すぐ鼻呼吸に戻しなさい

ヨギの**「究極の呼吸法」**で最初に学ぶことのひとつは、一般的に行われている口呼吸の習慣を卒業して、**鼻呼吸の方法**を学ぶことです。

人間は、口呼吸も鼻呼吸もどちらもできる構造になっていますが、そのどちらを選ぶかは命にかかわるほど重要です。それによって、健康になるか、病気にかかり衰弱するかが決まるからです。

本来、**「鼻から息を吸うのが正しい呼吸法ですよ」**などと、わざわざ教えるようなことでもないはずなのです。それなのに、ああ、なんということでしょう。こんなに単純なことにもかかわらず、文明人の無知には唖然とさせられます。職業や地位階級を問わず、あらゆる人々が口呼吸の習慣にはまっています。そればかりか、次世代を担う子どもたちまで、大人たちの悪しきお手本に倣っています。

この口呼吸の習慣が、文明人がかかる病気の多くの原因になっていることは疑いの余地がありません。子どもの頃から口呼吸をしていると、無気力で病弱になり、大人になっても虚弱体質で、病気がちになります。未開人の母親の方がよっぽど優秀です。明らかに、直感に導かれているからです。

空気を肺に入れる通り道として正しいのは「鼻」であるということを本能的にわかっているようで、赤ちゃんがその可愛い口を閉じて鼻で呼吸するようしつけます。赤ん坊が眠っているときは、頭を少し前に傾けて、口が自然に閉じて鼻呼吸せざるを得ない姿勢にします。文明人の母親がこの子育て法を取り入れたならば、人類全体にとって素晴らしいメリットがあるでしょう。

多くの伝染病は、口呼吸という悪しき習慣のせいでうつります。風邪やカタル(訳注：粘膜に炎症が起きて鼻水が止まらないなど、大量の粘液を分泌する症状)の多くも、口呼吸が原因です。日中は人目を気にして口を閉じている人でも、寝ているあいだは常に口呼吸で、そのせいで病気にかかる人は大勢います。

兵士や水兵を対象に実施された厳正な科学的実験によれば、口を開けたまま寝る者は鼻呼吸をする者より伝染病にかかりやすかったそうです。これに関連して、外国の海上にある軍艦で、天然痘が流行したことがありました。死に至った船員や水兵はひとり残らず口呼吸で、鼻呼吸の人はひとりもいなかったのだそうです。

呼吸器が備えている防御システムはただひとつ、**鼻孔の中にある集塵《しゅうじん》フィルター機能**です。口呼吸の場合、口から肺に通じる道の中には、空気中のホコリや異物をフィルターするようなものが何もありません。口から肺まで、ゴミや汚染物質がフリーパス状態になり、呼吸器系すべてが無防備な状態でさらされます。

また、冷たい空気がそのまま臓器に入るので、臓器にとっても良くありません。呼吸器で炎症が起きる原因が、口から冷たい空気を吸ったためであることは多いのです。寝ているあいだに口で呼吸している人は、毎朝起きると口と喉がカラカラに乾いた感じを覚えます。これは、自然の法則を無視し、病の種を蒔く行為です。

繰り返します。口呼吸では呼吸器に入るまでに一切の防御機能がないので、冷たい空気も、ホコリも、異物も、病原菌も入り放題です。その点、鼻孔と鼻腔は自然の造形の精緻さをよく示しています。鼻孔は2本の狭く曲がりくねった通り道で、たくさんの固い鼻毛がフィルターのように働いて、空気中の異物をふるいにかけます。鼻毛に引っかかった異物は息を吐くときに排出されます。

鼻孔の重要な働きはこれだけではありません。吸った息を温めるという大切な機能もあります。鼻孔の長く曲がりくねった狭い通り道は、温かい粘膜で覆われています。鼻から吸った空気は粘膜に触れて温められるため、繊細な喉の器官や肺を痛めません。

自然で合理的な鼻呼吸

人間以外の動物は口呼吸をしません。口を開けたまま寝るのも口で呼吸するのも人間だけです。むしろ未開人は、ほとんど例外なく正しく呼吸していることから、自然の道から外れているのは文明人のみでしょう。文明人が身につけたこの不自然な習慣は、不自然なライフスタイル、生きる力を奪うような贅沢で暖かすぎる生活によるものではないかと考えられます。

鼻孔の空気清浄・ろ過装置は、喉や肺の繊細な器官を通ることができる状態に下処理します。自然の淘汰過程を経てはじめて、空気はデリケートな器官に入ることができるのです。

鼻孔のフィルターと粘膜によって捕縛された異物は、吐く息によって排出されます。異物が溜まるスピードが早い場合や、フィルターを通り抜けて立ち入り禁止エリアに入り込んだ場合も、私たちを守ってくれる自然の仕掛けがあります。くしゃみが出て、侵入者を強制的に排出してしまうのです。

肺に入る時点で、空気は外の空気とは別物になっています。蒸留水が貯水タンクの水とは別物なのと一緒です。空気中の汚染粒子をからめ取ってストップする鼻孔が持つ巧妙な浄化装置は、さくらんぼの種や魚の骨がお腹の中に入らないようにする口の働きと同じくらい重要です。鼻からご飯を食べようなどとは思いもしないように、口から呼吸しようと思わないようにしてほしいものです。

口呼吸のもうひとつの特徴は、鼻の気道があまり使われなくなるために、鼻が通った状態を保ちづらくなることです。鼻が詰まり、汚れが溜まって、局所性疾患にかかりやすくなります。人が通らなくなった道がすぐ雑草やゴミで一杯になるように、使われない鼻孔はゴミや汚れだらけになります。

普段から鼻で呼吸している人は、鼻が詰まることはあまりないものです。しかし、不自然な口呼吸が習慣になってしまっていて、自然で合理的な鼻呼吸を身につけたいという皆さんのために、鼻の穴をきれいに保つためのコツをいくつか紹介しましょう。

東洋で好んで行われる方法のひとつは、鼻から少量の水を吸い込み、喉を通して口から吐き出すことです。ヒンドゥー教のヨギの中には、水を張った洗面器に顔をつけ、大量の水を吸い上げる人もいますが、これには熟練を要します。先に述べた方法は、同じくらい効果があり、ずっと簡単です。

もうひとつお勧めの方法があります。窓を開けて、指で片側の鼻をふさぎ、開いている方の鼻から息を吸い、楽に呼吸します。もう片方の鼻で同じように行います。鼻を交互に入れ替えながら、何度か繰り返します。この呼吸法を行えば、ほとんどの場合、鼻の詰まりは解消します。

鼻詰まりが鼻風邪からきている場合は、少量のワセリンや樟脳軟膏のような塗り薬を塗って行うとよいでしょう。また、時には少量のウィッチヘーゼルエキス（注：植物の茎や樹皮から抽出されたエキス）を吸い込むと、際立った効果を感じられるでしょう。ちょっとしたケアを心がけるだけで、鼻がすっきりと通った状態を維持することができます。

以上、鼻呼吸に多くのページを割いた理由は、ただ健康のために重要だから、というだけではありません。後の章でお教えする**呼吸法エクササイズ**を行うためには、鼻呼吸ができることが大前提となっているからです。また、ヨギの**「究極の呼吸法」**の基本原理のひとつが鼻呼吸だからです。

鼻呼吸をしていない皆さんは、すぐにでもこの呼吸法を身につけてください。取るに足らないことだと思っておろそかにすることのないよう、くれぐれもお気をつけください。

第6章

４つの呼吸法

肺全体に空気を送り込む呼吸法は、
人類全体にとって非常に大きな
価値があるに違いありません。
最大量の酸素を吸い込み、
最大量のプラーナを蓄えることができるからです。

呼吸をするときの「胸」の働き

呼吸という問題について考えるにあたり、まずは、呼吸運動に関係の深い身体の構造について見ていくべきでしょう。呼吸運動は、次のふたつの要素によって実現されます。

（1）肺の弾性運動（※縮もうとする動き）

（2）胸腔（肺が収まっている空間）の側面と底面の運動

胸部とは人間の胴体のうち首と腹部に挟まれた部分のことです。その空間(胸腔)の大部分は肺と心臓で占められています。胸部は脊柱、**肋骨と肋軟骨《ろくなんこつ》**（※肋骨と胸骨を結合する軟骨)、胸骨、そして下の横隔膜に囲まれており、一般的には「胸」と呼ばれています。完全密封の円錐状のボックスを尖った方を上にして置いたものを思い浮かべると近いでしょう。ボックスの後ろ側が脊柱、前側が胸骨、側面が肋骨です。

肋骨は左右に12対、計24本あり、脊柱から両側に伸びています。上から7対の肋骨は**「真肋《しんろく》」**と呼ばれ、胸骨と直接つながっています。その下の5対は胸骨に直接はつながっていないため、**「仮肋《かろく》」または「浮遊肋《ふゆうろく》」**と呼ばれます。そのうち、上の3対は肋軟骨を介して他の肋骨と連結されていますが、残りの肋骨は肋軟骨を持たず、前端が浮いた状態になっています。

呼吸をするとき、肋骨は**「肋間筋」**と呼ばれる薄い2層の筋肉によって動かされます。**横隔膜**（P33の図を参照）は、前にも述べたように、筋肉でできた膜で、胸腔と腹腔を仕切っています。

息を吸うとき、これらの筋肉によって肺が広げられます。肺の体積が大きくなって圧力が下がると、よく知られた物理法則に従い、空気が一気になだれ込んできます。すべては呼吸に関係する筋肉（わかりやすくするために**「呼吸筋」**と呼びます）によって行われています。肺は呼吸筋の助けなしに自分で広がることはできません。

【胸部の骨のしくみ】

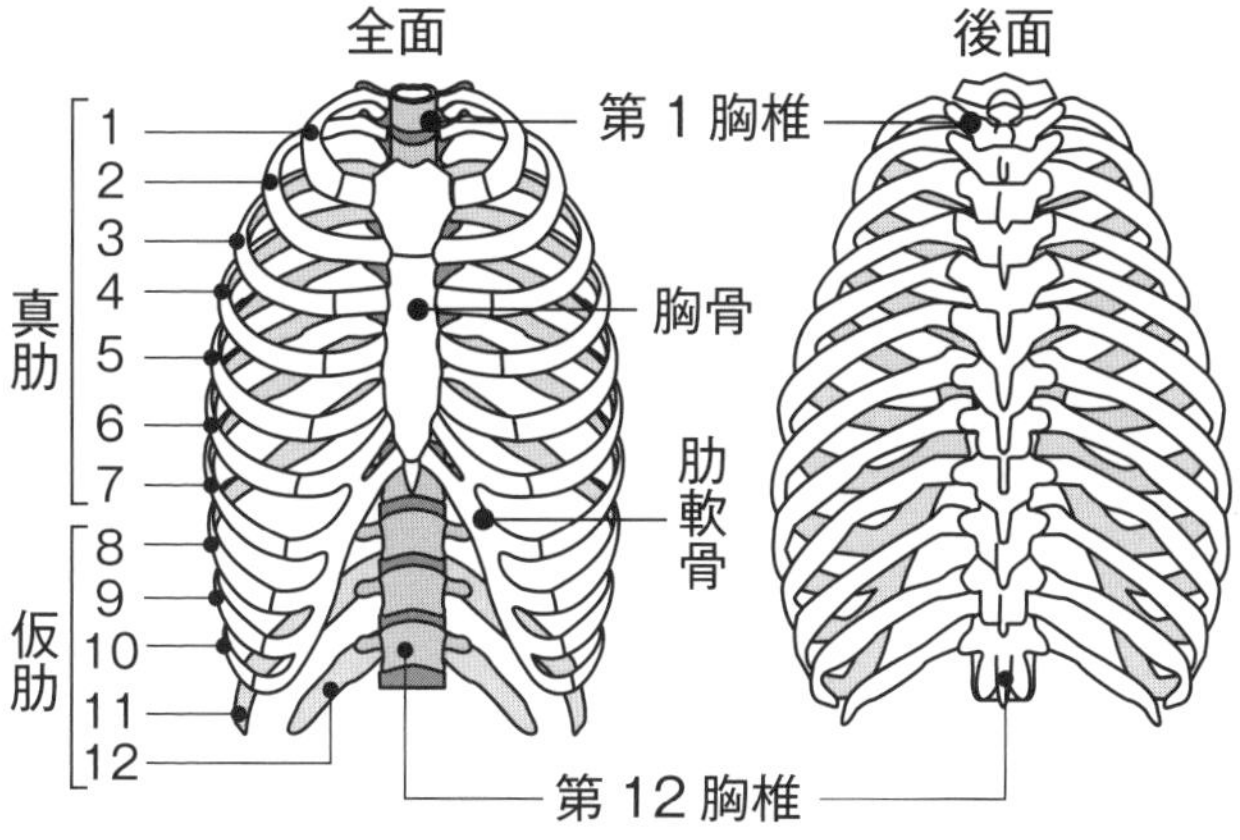

第６肋骨の構造（肋軟骨は略）

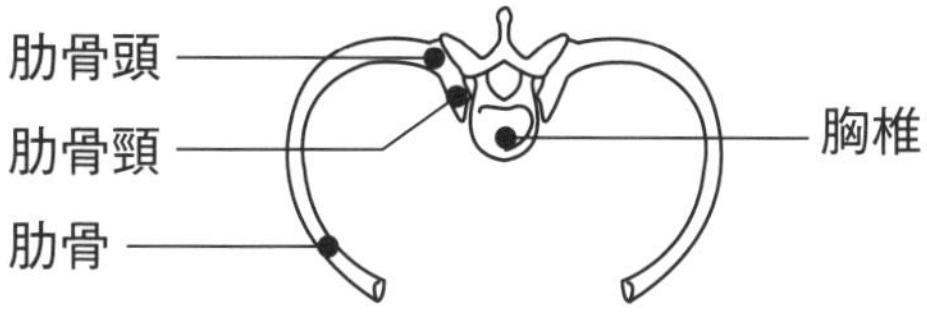

ですから、**「究極の呼吸法」**の大部分は、いかに呼吸筋を使いこなし、コントロールできるかにかかっています。呼吸筋をうまくコントロールすることで、肺を最大限にふくらませることができ、空気中から最大限に生命力を取り入れることが可能になります。

ヨギは、呼吸を次の４つに大きく分類します。

①上肺呼吸
②中肺呼吸
③下肺呼吸
④ヨギの完全呼吸

ヨギの**「究極の呼吸法」**の大部分は、４つ目の完全呼吸に基づいています。まず、１つ目から３つ目の呼吸法について、ざっと説明してから４つ目の呼吸法について詳しく説明します。

①上肺呼吸

この呼吸法は、西洋では**「鎖骨呼吸」**と呼ばれています。上肺呼吸では、肋骨と鎖骨と肩が上がります。このとき、お腹がへこみ、内臓が押されて、横隔膜が上がります。

使われるのは**胸と肺の上部**です。ここは体積が最も小さいところなので、肺に入る空気の量も最も少なくなります。さらに、横隔膜が上がっているため、肺が下方向に広がりません。胸部の構造を考えてみれば、最大限の労力を払って、最小限の効果しか得られない呼吸法だということに異論を唱える人はいないでしょう。

上肺呼吸は、人類に知られている中で最悪な呼吸法だといっても過言ではありません。最もたくさんの労力が必要で、得られる効果は最小です。費用対効果の良くない、エネルギーの無駄づかいです。これは西洋人にはよく見られる呼吸法で、多くの女性はその常習者です。歌手や聖職者、弁護士など、もっと物を知っていてしかるべき人々さえ、知らずに常用しています。

この間違った呼吸法は、発声器官と呼吸器官の多くの病気の直接の原因であると考えられます。巷でよく聞かれるガラガラ声やダミ声の原因にもなります。この呼吸法では、繊細な発声器官に大きなストレスがかかるのです。この方法で呼吸する人の多くは、前の章に述べた、いまわしい「口呼吸」の常習者です。

もし、この呼吸法について述べたことが信じられないという人がいたら、次の実験をやってみてもらってください。

まず、肺からすべての息を吐き出します。背筋を伸ばして立ち、手は身体の横に置き、肩と鎖骨を上げます。その状態で息を吸います。吸い込む息の量が、いつもよりずっと少なくなることに気づくはずです。

では、肩と鎖骨を下ろしてから、息を十分に吸います。この違いを肌で感じたならば、どんな本を読むよりも、どんな言葉で教えられるよりも、長く記憶に残るでしょう。

②中肺呼吸

この呼吸法は、西洋では「肋骨呼吸」あるいは「肋間呼吸」と呼ばれています。上肺呼吸ほど問題がある呼吸法ではありませんが、下肺呼吸やヨギの完全呼吸に比べれば、はるかに劣っています。中肺呼吸では、横隔膜は押し上げられ、お腹はへこみます。肋骨は少し持ち上げられ、胸の一部がふくらみます。呼吸について学んだことのない男性によく見られる呼吸法です。これより優れた呼吸法がふたつあるのですから、ここでは、その問題点について注意を喚起するに留めます。

③下肺呼吸

この呼吸法は、前のふたつの呼吸法よりはるかに優れています。近年、西洋の著述家によってこの呼吸法のメリットが大いに喧伝され、「腹式呼吸」「深呼吸」「横隔膜呼吸」など、さまざまな名前の下で活用されています。おかげで呼吸法に対する世間の関心が高まり、かなりの効果がもたらされています。

多くの人々が、前述の劣った身体に悪い呼吸法の代わりに、この呼吸法をとり入れるようになったのです。「〇〇呼吸法」と言われているものの多くは、下肺呼吸をベースにして開発されています。人々は大金をはたいて新しい(?)呼吸法を習っているのです。とはいえ、先ほど述べたように、かなりの成果が上がっています。結局のところ、大金をはたいて古くからの呼吸法の焼き直しを習ったとしても、それによって、これまでの上肺呼吸や下肺呼吸をやめられるのであれば、間違いなく払った金額の元は取れるからです。

西洋の第一人者の多くは、この呼吸法が知られている限り最高の呼吸法だともてはやしていますが、ヨギは、これが**「完全呼吸」**という、何世紀も前から実践されてきた呼吸法の一部分に過ぎないことを知っています。ただし、完全呼吸を理解するためには、まず**下肺呼吸に精通していることが必要があること**は事実です。

では、もう一度、**横隔膜**について考えてみましょう。横隔膜とは何でしょうか？

胴体を横断する大きな筋肉で、胸部の内臓と腹部の内臓の仕切りになっているということは、すでに見たとおりです。安静時は、横隔膜のへこんだ側がお腹を向いています。つまり、腹部側から見た横隔膜は、地球から見た天空のように、ドーム状になっているのです。ということは、横隔膜の胸部臓器側は、丘のように丸く盛り上がっていることになります。横隔膜を使うと、その丘の高さが低くなり、腹部の臓器が横隔膜によって上から押さえつけられ、お腹がふくらみます。

下肺呼吸では、前のふたつの方法よりも肺が自由に動くことができるため、たくさんの空気を吸い込むことができます。大多数の西洋の著述家たちが、下肺呼吸（「腹式呼吸」）が科学で解明されている中で最高のメソッドだと言っているのは、このためです。しかし、東洋のヨギは、ずっと以前から、それよりもっと優れた手法を知っていました。そのことを認めている西洋の著述家もわずかながら存在します。

「ヨギの完全呼吸」以外のすべての呼吸法には、ある共通の欠陥があります。肺いっぱいに空気が満たされることがないのです。良くても肺の一部しか空気が入りません。下肺呼吸でも同じです。上肺呼吸では肺の上部のみ、中肺呼吸では肺の中部そして上部の一部のみ、下肺呼吸では肺の下部と中部にしか、空気が入りません。

肺の空間一杯に空気を満たす呼吸法があるなら、一部のみを満たすこれらの呼吸法よりもはるかに望ましいことは明らかでしょう。肺全体に空気を送り込むことのできる呼吸法は、人類全体にとって非常に大きな価値があるに違いありません。最大量の酸素を吸い込み、**最大量のプラーナを蓄えることができる**からです。**完全呼吸**は、ヨギの科学で解明されている中で最高の呼吸法として知られています。

④ヨギの完全呼吸

ヨギの完全呼吸は、上肺呼吸、中肺呼吸、下肺呼吸を合わせ、それぞれの短所をなくし、**長所のみを「いいとこ取り」した呼吸法**です。完全呼吸では、呼吸器全体、肺のすべての部分、すべての肺胞、すべての呼吸筋がフル稼働します。この方法で呼吸すると呼吸器全体が働くため、最小限の消費エネルギーで最大限の効果が得られます。胸腔は全方向に向かって正常な範囲内で、できる限り大きく広がります。呼吸に関係するすべての筋肉や臓器が、その本来の機能と役目を果たします。

完全呼吸の最も重要なポイントのひとつは、**すべての呼吸筋が働く**ということです。一方、他の呼吸法では呼吸筋の一部しか使用されません。なかでも、完全呼吸で特によく使われるのは肋骨を動かす筋肉です。胸を広げて肺がふくらむスペースをつくるのも、必要に応じて臓器をしっかりと支えるのも、肋骨の筋肉の働きです。

このプロセスには「てこの原理」という自然法則が絶妙に働いています。下部肋骨はある筋肉によって動かないようにホールドされながら、同時に別の筋肉によって外側に広げられます。

また、この呼吸法でも、横隔膜を完全にコントロールし、正しく機能させることにより、呼吸の効率を最大限に高めます。

先ほど少し触れた肋骨の動きについて補足します。下部肋骨は、横隔膜によってコントロールされて下に少し引っ張られますが、同時に別の筋肉によってその場にホールドされており、さらに肋間筋によって外側に押し広げられます。これらの筋肉の動きが合わさって、胸の中部の空間が最大限にふくらみます。また、上部肋骨も肋間筋によって上に持ち上げられ、外に押し広げられます。これによって、胸の上部の空間が最大限にふくらみます。

本章で説明した4つの呼吸法のそれぞれの特徴をきちんと理解した方は、完全呼吸が他の三つの呼吸法の長所をすべて備えていることがすぐにわかるでしょう。さらに、胸の上部、胸の中部、そして横隔膜の動きを組み合わせることの相乗効果が得られ、呼吸のリズムも正常になります。

次の章は、**完全呼吸**の実践編です。エクササイズを交えながら、この優れた呼吸法をマスターする方法を詳しく説明します。

第7章

「ヨギの呼吸法」をマスターする方法

完全呼吸は、自然の摂理に反するような、
無理のある呼吸法ではありません。
むしろ本来の原則に立ち戻る、
自然に回帰する呼吸法なのです。

やるなら本気で真剣に

ヨギの完全呼吸は、ヨギの**「究極の呼吸法」**の基本です。完全呼吸を十分に理解し、完全にマスターしてはじめて、本書で紹介する他の呼吸法で結果を出すことが可能になります。やってみただけ、できるようになっただけで満足してはなりません。自分にとってナチュラルな呼吸法として身につくまで、真剣に練習してください。それには**努力と時間と根気**が必要です。それなしで成し遂げられるものなど何ひとつありません。

「究極の呼吸法」に近道はありません。結果を出したいなら、**「本気で練習し、研鑽を積む」**と腹をくくる必要があります。**「究極の呼吸法」**を完全にマスターすることによって手に入る結果は素晴らしいものです。一度それを得た者は、前のやり方に戻ろうとは決して思えなくなります。そして、**「すべての努力は十分すぎるほど報われた」**と友人に語るでしょう。

ここで、このようなことを書くのは、ヨギの呼吸法の基礎である完全呼吸をマスターすることの必要性と重要性をよくわかってもらいたいからです。基礎をおろそかにしたまま、本書の後半に紹介する、一見、魅力的な各種の呼吸法を試していただきたくないのです。繰り返します。**最初に基礎をしっかり押さえれば、結果は自然についてきます**。しかし、基礎をおろそかにしたならば、遅かれ早かれ、つまずくときが必ずやってきます。

ヨギの完全呼吸をスムーズに身につけられるよう、まず呼吸のやり方の手順を簡単に説明してから、一般的な注意事項を補足し、その後、不完全な呼吸法によって未発達になっている胸と筋肉と肺を鍛えるためのエクササイズを紹介する、という流れでいきます。

ここで、この完全呼吸は、自然の摂理に反するような、無理のある呼吸法ではないということをお伝えしておきたいと思います。むしろその反対で、**本来の原則に立ち戻る、自然に回帰する呼吸法**なのです。未開人の健康な成人も、文明人の健康な赤ん坊も、この方法で呼吸しています。

しかし、文明人の成人は、不自然な服を着て、不自然な生活をするようになる中で、本来なら生まれながらにできているはずの正しい呼吸ができなくなってしまいました。そういう人にも、完全呼吸は気軽に取り入れられます。なぜなら、必ずしも毎回肺いっぱいに空気を入れる必要はない、からです。

完全呼吸によって平均的な量の空気を吸うことも可能です。量の多い少ないにかかわらず、吸った空気を肺全体に送るのがポイントです。ただし、1日に何回かは、時間を見つけて、肺をいっぱいにする完全呼吸を行うようにしてください。呼吸器官をメンテナンスして、正常な働きを保つためです。

これが完全呼吸のエクササイズ

次に紹介する簡単なエクササイズを行えば、完全呼吸のイメージを、はっきりと掴むことができるでしょう。

（1）背筋を伸ばして立つか座る

鼻から一定のペースで息を吸います。まず、肺の下部を空気でいっぱいにします。これには横隔膜を使います。横隔膜が下がると、腹部の臓器にゆるやかな圧力がかかり、お腹が前に押し出されます。

次に、肺の中部を空気でいっぱいにします。これには下部肋骨、胸骨、胸郭を外に押し広げます。次に、肺の上部を空気でいっぱいにします。胸の上の方を突き出すようにして、胸（一番上の肋骨から6または7対目までの肋骨）を持ち上げます。

最後に、お腹の下の方を少し引っ込ませます。こうすることで、肺の支えになるだけでなく、肺の一番上の部分に空気が入りやすくなります。

以上を一読すると、3つの別々の動作から成っているように思うかもしれません。でも、それは正しくないとらえ方です。**吸う動作は一息です**。横隔膜を下げてできた空間から一番上の鎖骨辺りまで、胸腔全体がひとつながりの動きによって広げられます。ぎくしゃくしないように気をつけて、一定のペースでスムーズに吸えるようになるまで頑張りましょう。練習すれば、すぐに3段階に分ける癖を克服し、ひとつづきで吸い込めるようになるでしょう。少し練習するだけで、数秒間で息を吸い終えられるようになるはずです。

（2）数秒間、息を止める

（3）非常にゆっくり息を吐く

そのとき、胸の位置は動かさずに、お腹を少しへこませます。肺から空気が出ていくのに合わせて、ゆっくりとお腹を持ち上げていきます。息をすべて吐ききったら、胸とお腹をゆるめます。このあたりは、少し練習すれば簡単にできるようになるでしょう。いったん動きが身についてしまえば、ほとんど無意識でできるようになるはずです。

【完全呼吸のエクササイズ】

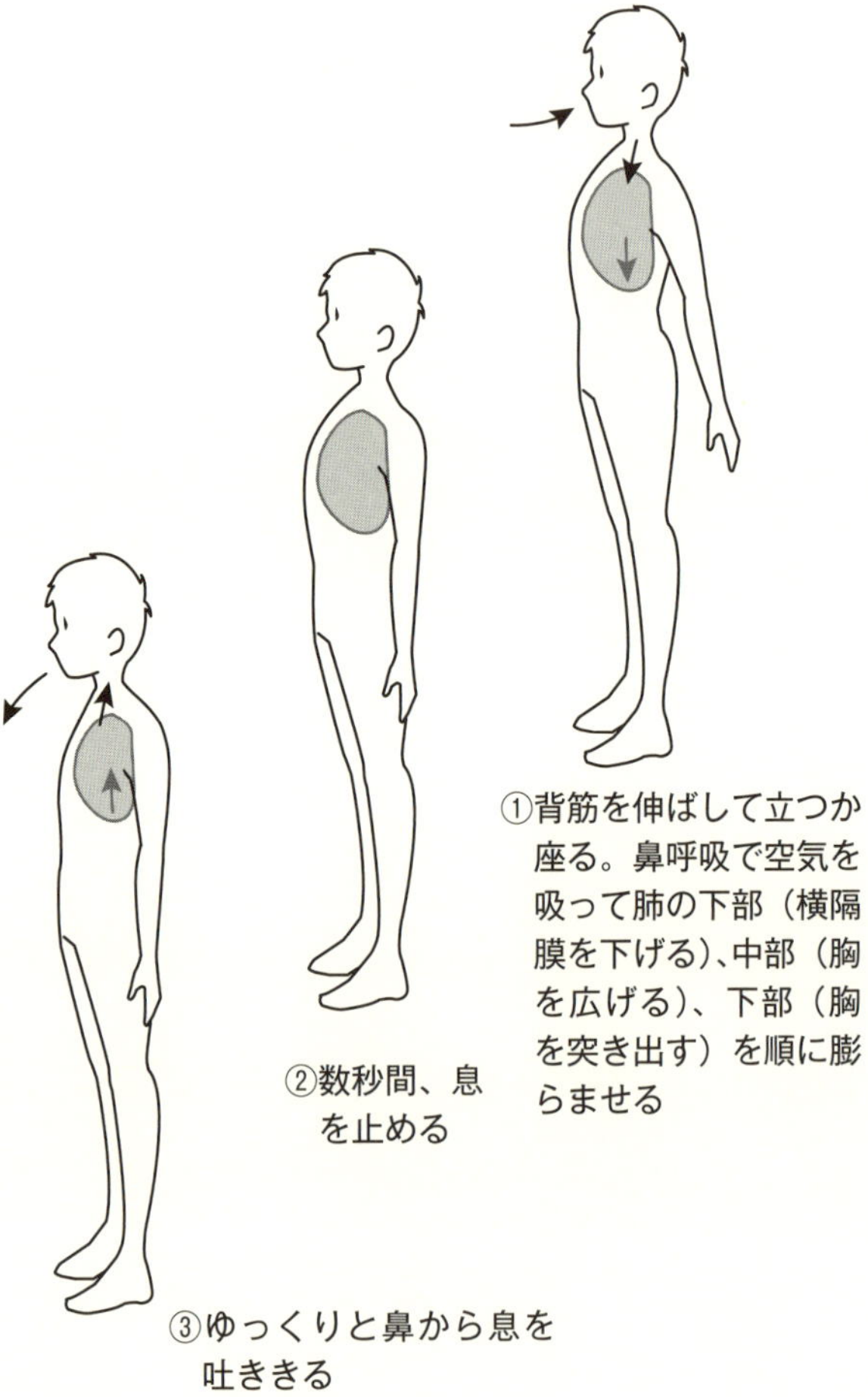
①背筋を伸ばして立つか座る。鼻呼吸で空気を吸って肺の下部（横隔膜を下げる）、中部（胸を広げる）、下部（胸を突き出す）を順に膨らませる
②数秒間、息を止める
③ゆっくりと鼻から息を吐ききる

ここまでの説明で、この呼吸法では呼吸器のあらゆる部分がフル稼働し、一番奥にある肺胞に至るまで**肺全体が動く**ということがおわかりいただけたでしょう。胸腔は全方向に広げられます。また、完全呼吸は、実は**下肺呼吸、中肺呼吸、上肺呼吸の組み合わせ**であることにもお気づきでしょう。これらの呼吸を素早く順に行うことで、ひとつの連続した**「完全呼吸」**になります。

大きな鏡の前で、お腹の上に軽く両手を乗せて動きを感じながら行うとやりやすいでしょう。場合によっては、吸う息の最後に、少し肩を上げてもよいでしょう。そうすることで鎖骨が上がり、小さな右肺上葉《じょうよう》(※結核で出血することがある部分)に空気が入りやすくなります。

はじめは、完全呼吸を身につけるのに多少苦労すると思いますが、**「習うより慣れろ」です**。一度身についてしまえば、今までの呼吸法には二度と戻れなくなるでしょう。

第8章

完全呼吸の生理的な影響

ヨギの完全呼吸は、
男性も女性も大人も子どもも、
健康を手に入れ維持したい
すべての人類にとって極めて重要です。

肺を活性化させる呼吸法

完全呼吸のメリットは、どんなに強調しても強調し過ぎることはありません。ただ、これまでのページをよく読んだ方なら、そのメリットをわざわざ指摘するまでもないでしょう。

完全呼吸を習慣化すると、結核をはじめとして、肺に関する病気に対しての免疫がつきます。風邪を引きにくくなり、気管支炎などにもかかりづらくなります。結核の主な原因は、主に、空気が十分に吸えていないことによる生命力の低下です。生命力が低下して、病原菌に冒されやすくなるのです。

不完全な呼吸では、肺の大部分が働いておらず、そこが細菌の格好の温床になります。弱った組織が細菌に冒されれば、すぐに大惨事です。健康な肺の組織には病原菌への抵抗力があります。そして、肺の組織を健康にする唯一の方法は、**肺を正しく使うこと**です。

結核患者は、胸郭が狭いものです。これが意味することは明らかです。間違った呼吸の習慣によって、胸が正常に発達せず、広くならなかったのです。完全呼吸をしている人は、よく発達した広い胸をもちます。胸幅が狭い人も、完全呼吸をものにしさえすれば、標準的な広さまで成長させられるかもしれません。そういう人は、命が大切だと思うなら、もっと胸腔を広げなければなりません。

風邪をひきそうなときも、少し強めの完全呼吸を行うことで、多くの場合、予防できます。寒気がしたときは、数分間勢いよく呼吸をすれば、全身がポカポカしてきます。ほとんどの風邪は、完全呼吸をして、1日の部分断食をすれば治すことができます。

血液の質は、主に、肺で十分な量の酸素を取り込むことができるかどうかで決まります。酸素が足りなければ、血液の質は低下し、血中にありとあらゆる老廃物が溜まります。全身の栄養が不足し、排泄されずに血中に残った老廃物によって病気になることもよくあります。

身体のすべての臓器、すべての細胞が血液からの栄養によって動いているわけですから、血液の汚れが全身に深刻な影響を与えるのは当然です。これを解決する方法はもうおわかりですね。そうです、**ヨギの完全呼吸**を実践することです。

間違った呼吸で起きる悪影響

間違った呼吸によって大きく悪影響を受けるのが、胃をはじめとする消化器官です。酸素不足によって消化器官に栄養が行きわたらないだけではありません。食べ物が消化吸収されるためには、血中の酸素と結びつく（酸化される）必要があります。間違った呼吸によって消化吸収が悪くなってしまうのは、火を見るよりも明らかです。栄養がうまく吸収できなければ、全身に送られる栄養はさらに少なくなり、食欲は落ち、体力は衰え、気力は減退し、衰弱してしまいます。すべて、正しい呼吸が行われていないことが発端なのです。

間違った呼吸は、神経系にも悪影響を及ぼします。脳、脊髄、神経中枢、神経繊維に栄養が行き届かなければ、神経電流を発生、蓄積、伝達する機能や効率が低下します。また、肺から十分な酸素が取り込まれなければ、神経系が栄養不足になります。これには、呼吸が正しくできていないことによって神経電流そのもの（というよりは、神経電流を発生させる元となる力）が減少するという別の側面もありますが、それについては本題からずれるため別の章でお話しします。本章の目的は、間違った呼吸法による間接的な結果として、神経エネルギーを巡らすという神経系の機能がうまく働かなくなる事実に、あなたの目を向けることです。

完全呼吸と性欲のコントロール

生殖器が健康状態に与える重要な影響については、あまりにも有名なため、詳しく説明しません。ここでは、生殖器が衰弱すると自律神経の反射によって全身に影響が及ぶ、とだけ述べておきましょう。完全呼吸は一定のリズムを生み出します。このリズムこそ、大切な生殖機能を正常に保つための自然の摂理なのです。

完全呼吸をまったく初めてする方でも、生殖機能が活性化し、交感神経反射によって全身が元気になることが感じられるはずです。これは、低下していた性衝動が掻き立てられるという意味ではありません。まったく違います。ヨギは禁欲を推奨する者であり、本能的欲求のコントロールを会得した人です。性欲をコントロールするといっても、性的に弱くなるという意味ではありません。ヨギの教えは、男性でも女性でも、生殖器が健常な人は、自分をコントロールできる強い意志力を備えているというものです。

ヨギは、この性という素晴らしい身体機能がよこしまに使用される理由の多くは、身体が不健康で、生殖器が病んでいる（健康でない）ことだと信じています。この問題について少し気をつけて考えてみるだけで、ヨギの教えが正しいとわかるでしょう。

この本ではこのテーマについて詳しく説明しませんが、性エネルギーは、多くの無知な人々が常習的にしているような方法で不自然なほど過剰に浪費するかわりに、温存して身体と心の発達のために活用できることを、ヨギは知っています。

この本ではご要望に応え、まさにその目的でヨギが好んで行うエクササイズを後の章でご紹介する予定です。


それはさておき、どなたでも、禁欲と清廉潔白を掲げるヨギの理論を取り入れるかにかかわらず、生殖器の健康を取り戻す方法として、完全呼吸は、これまでに試したどんな方法よりも優れていることが実感できるでしょう。

ここで忘れないでいただきたいのは、**完全呼吸**がもたらすのは生殖器の「健康」であって、過剰な発達ではないということです。男女を問わず、性欲が強すぎる人にとって「健康」とは減退を意味しますが、衰えを感じている人にとっては強化であり、性機能の低下による悩みから解放されるということです。

この点について誤解されたり、間違って引用されたりすることのないよう望みます。ヨギが理想とするのは、高い理想によって生き、見事に発達した意志によって自由にコントロールできる、あらゆる面で強い肉体です。

息を吸うたびに体内でエクササイズ

完全呼吸をすると、息を吸っているあいだは横隔膜が収縮して内臓（肝臓、胃など）にゆるやかな圧力がかかり、肺のリズムと相まって、内臓がやさしくマッサージされます。それが内臓の動きを良くし、正常な働きを促します。このように、息を吸うたびに体内でエクササイズが行われるため、消化器官や排泄器官の巡りが良くなります。上肺呼吸や中肺呼吸では、この体内のエクササイズによるメリットを得られません。

今、西洋の世界では、身体トレーニングが大いに注目されており、それ自体は良いことです。しかし、運動ブームの盛り上がりの中でも、目に見える筋肉を動かすことだけがすべてではない、ということを忘れてはなりません。

内臓にもエクササイズが必要です。そして、そのために自然が用意したしくみこそ、正しい呼吸なのです。この体内のエクササイズのために自然が用意した最も重要な道具が、**横隔膜**です。横隔膜の動きは、重要な消化器官や排泄器官を振動させ、揉みほぐします。息を吸ったり吐いたりするたびに、横隔膜によって臓器がマッサージされ、血液が臓器の中を強制的に循環し、臓器が健康になります。

臓器や身体の一部をずっと動かさないでいると、次第に衰えて、正常に機能しなくなります。横隔膜を動かす体内エクササイズをしないでいれば、臓器の病気につながります。完全呼吸では、横隔膜を正しく働かすだけでなく、胸の真ん中や上の方も動かすことになります。その動き自体がまさに「完全」な呼吸なのです。

このように、東洋の哲学や科学に言及することなく、西洋の生理学の視点からのみ見ても、このヨギの完全呼吸は、男性も女性も大人も子どもも、健康を手に入れ維持したいすべての人類にとって極めて重要です。しかし、あまりに単純であるために、多くの人が真に受けず素通りしていきます。そして、大金をはたいて複雑な「〇〇法」に健康を求めるのです。

健康の要《かなめ》が目の前にぶら下がっているのに、見向きもしません。一見何の役にも立たないように見える石こそ、あなたの身体という神殿の健康を支える真の要石なのです(※旧約聖書　詩篇　第百十八篇二十二節の言葉に「家を建てる者たちによって役に立たないと判断して捨てられていた石が、神殿を支える要の石となった)」とある)。

第9章

ヨギの知恵にふれる

本書に、この章で紹介する
3つのエクササイズしか
収録されていなかったとしても、
はかりしれないほどの価値があると思います。
東洋の兄弟からの贈り物として、
ぜひ実際にやってみてください。

ヨギが実践する3つの呼吸法

ここでは、ヨギが愛用している呼吸法を3つ紹介しましょう。

1つ目は有名な**「ヨギの浄化呼吸」**です。ヨギに肺が強い人が多いのは、主にこの呼吸法のおかげです。浄化呼吸はヨギの呼吸エクササイズの締めによく用いられるもので、本書でもそのやり方にならっています。

2つ目は、**「ヨギの神経活性化呼吸」**です。これはヨギのあいだで長年伝承されてきた呼吸法で、西洋のフィットネス・トレーナーによって一度も手を加えられていないものです（ヨガの指導者から「拝借」した西洋人はいますが）。

3つ目は、**「ヨギのボイス呼吸」**です。東洋の一流のヨギがメロディアスで力強い声を持っている主な理由がこの呼吸法です。

仮に、本書にこの3つのエクササイズしか収録されていなかったとしても、西洋の皆さんにとって、はかりしれないほどの価値があると思います。東洋の兄弟からの贈り物として、ぜひ実際にやってみてください。

◎ヨギの浄化呼吸

肺の空気を入れ替えてきれいにする必要を感じたとき、ヨギが好んで行う呼吸法があります。これは他の呼吸法の最後に行われることも多い呼吸法で、本書のエクササイズでもその慣例にしたがっています。

この浄化呼吸は、肺の空気を入れ替えてクレンジングし、肺細胞に刺激を与え、呼吸器官の調子を良くし、健康にします。肺に良いだけでなく、全身のリフレッシュに大いに役立つこともわかっています。仕事上、話す機会が多い人や歌手などは、呼吸器を酷使したあとに、この呼吸をすると、呼吸器が特に休まる感じがするでしょう。

(1) 完全呼吸で息を吸います。
(2) 数秒間息を止めます。
(3) 口笛を吹くときのように口をすぼめ（ただし頬はふくらませない）、唇の隙間から少量の息を勢いよく吹き出します。少しのあいだ息を止めてから、また少量の息を吹き出します。息をすべて吐ききるまで繰り返します。息を唇の隙間から出すときは、**かなり勢いよく吹き出す**ことを忘れないでください。

お疲れのときや「消耗」したとき、この呼吸をすると高いリフレッシュ効果を感じられるでしょう。実際にやってみれば、その良さがよくわかります。

このエクササイズは、本書の多数のエクササイズの最後に使用されているため、楽に自然にできるようになるまで練習してください。また、方法を完全に理解してください。

◎ヨギの神経活性化呼吸

ヨギのあいだでは有名なエクササイズで、人類に知られている中で最も強力な神経活性・強壮方法のひとつと考えられています。神経系に刺激を与え、**神経エネルギー、気力、生命力**をアップするのが目的です。

このエクササイズは、重要な神経中枢に刺激を与えるため、神経系全体が刺激されて活性化し、より多くの神経エネルギーが体のすみずみまで巡るようになります。
（１）背筋を伸ばして立ちます。

（2）完全呼吸で息を吸い、息を止めます。
（3）両腕を前に伸ばします。このとき腕の力は抜いてだらんとさせます。前に伸ばすために必要な分だけの神経エネルギーが働いている状態です。
（4）ゆっくりと手を肩に向かって引き、筋肉を徐々に収縮させ、力を入れていきます。手が肩に届く頃には、プルプルとした震えが感じられるくらい、拳を固く握りしめた状態になります。
（5）筋肉を緊張させたまま、両手の拳をゆっくり前に出し、（筋肉は緊張させたまま）素早く引き戻します。これを数回行います。
（6）口から勢いよく息を吐きます。
（7）浄化呼吸を行います。

このエクササイズの効率は、主に、拳を引き戻す速さと、筋肉の緊張の度合い、そしてもちろん、肺が空気でいっぱいになっているかどうかによって左右されます。このエクササイズの効果は実際にやってみないことにはわかりません。西洋の友人の言葉を借りれば、「強壮剤」としてこれに並ぶものはありません。

◎ヨギのボイス呼吸

ヨギが声を鍛えるために使っている呼吸法です。ヨギはパワフルで朗々とした素晴らしい声をもっていることでよく知られています。トランペットのようによく通る声です。その柔らかく美しくしなやかで、何とも言えない浮遊感のある、それでいながら力強い声は、この特殊な呼吸法によって培われたものなのです。

以下のエクササイズを真面目に続けていれば、じきに、このような声の特性、つまり「ヨギの声」が身につくでしょう。もちろん、この呼吸法は特別なエクササイズとして使用するもので、普段の呼吸として行うものではないことを理解してください。

（１）**完全呼吸**で、鼻から非常にゆっくりと一定のペースで息を吸います。できる限りたくさんの空気を吸い込みます。

（２）数秒間息を止めます。

（３）口を大きく開け、１回の吐く息で勢いよく大きく息を吐きます。

（4）浄化呼吸で肺を休めます。

話すためや歌うためのヨギの発声理論については深入りしませんが、声の音色、質、パワーを決めるのは喉の発声器官だけでなく、顔の筋肉なども大いに関係することが経験によって知られています。

胸幅が広くても、声が良くない人はいます。逆に、胸幅がそれほど広くない人が驚くべきパワーと質を兼ね備えた素晴らしい声をもっていることもあります。

以下に面白い実験を紹介するので、ぜひやってみてください。鏡の前に立ち、口をすぼめて口笛を吹きます。そのときの口の形と、顔の全体的な表情を覚えておきます。次に、普段やっているように自然に歌ったりしゃべったりして、口の形と表情の違いを見ます。もう一度口笛を数秒吹き、今度は唇や顔の位置はそのままにして、何かワンフレーズ歌ってみましょう。

エネルギッシュで、よく響きよく通る美しい音色が出たことに驚くでしょう。

第10章

身体を鍛える７つのエクササイズ

7つのエクササイズが簡単だからといって、
興ざめしないでください。この簡単さは、
先人のヨギたちによる綿密な実験と修行の賜物です。
本質的でないものを削ぎ落とし、
本質部分のみを残した精髄なのです。

先人のヨギたちが伝える精髄

次に紹介するのは、**肺、筋肉、靭帯、肺胞**などを鍛えるためにヨギが好んで行う**7つのエクササイズ**です。どれも非常に簡単ですが、不思議なくらいに効果があります。

簡単だからといって、興ざめしないでください。この簡単さは、先人のヨギたちによる綿密な実験と修行の賜物です。これは、多くの複雑なエクササイズから成るややこしい手順から、本質的でないものを削ぎ落とし、本質部分のみを残した精髄なのです。

①息止め

これはとても重要なエクササイズです。これを行うと、呼吸筋や肺が鍛えられます。また、日常的に行うことで、胸幅が広がります。ヨギは、**完全呼吸**で肺いっぱいに空気を入れたあと、ときおり息を止めることが、呼吸器にとってだけでなく消化器、神経系、血液にとって非常に良いということを発見しました。ときおり息を止めることで、肺の中に残留していた古い空気が浄化され、血液に酸素をよく行きわたらせることができることがわかったのです。

息を止めることで老廃物が集まり、吐く息と一緒に体外に排出できることも知られています。これは、腸を下剤で洗い流すのと同じような肺のクレンジングです。ヨギは、このエクササイズを胃、肝臓、血液のさまざまな疾患に推奨しています。

また、口臭が良くなることもめずらしくありません。口臭の原因は肺の換気不足であることが多いのです。このエクササイズは非常に効果が高いので、十分留意することをお勧めします。これがどんなエクササイズなのかは、次の手順を読めばすぐわかるでしょう。

〈1〉背筋を伸ばして立ちます。
〈2〉完全呼吸で息を吸います。
〈3〉苦しくならない範囲でできるだけ長く息を止めます。
〈4〉口を開け、口から勢いよく息を吐きます。

〈5〉**浄化呼吸**を行います。
最初は少しのあいだしか息を止めていられないでしょうが、その分、少し練習するだけで大きく記録が伸びるはずです。時計をはかっておくことで、伸びをチェックできます。

②肺細胞の刺激

このエクササイズは、肺胞に刺激を与えます。ただし、初心者はやり過ぎないようにしてください。また、力の入れすぎも禁物です。最初の何回かは、軽いめまいやふらつきを覚えることがあります。その場合、少し歩き回って、しばらくの間はこのエクササイズを行わないようにしてください。

〈1〉背筋を伸ばして立ち、手は体の横に置きます。

〈2〉非常にゆっくり、完全呼吸で徐々に息を吸い込みます。

〈3〉息を吸っているあいだは指先で胸をやさしく叩きます。叩く場所は毎回変えます。

〈4〉肺がいっぱいになったら、息を止め、両手の手のひらで胸を軽く叩きます。

〈5〉**浄化呼吸**を行います。

このエクササイズは、全身を元気づけ、刺激を与える効果に優れています。ヨギの有名な呼吸法のひとつです。

不完全な呼吸をしていると、肺胞の多くが休眠状態になり、萎縮といってもよい状態になります。不完全な呼吸を長年続けてきた人の場合、いざ**完全呼吸**を身につけて錆びついた肺胞を一気に活性化しようとしても、そう簡単にはいきません。このエクササイズを行えば、その目標にぐんと近づくことができます。覚えて実践する価値はあります。

③肋骨のストレッチ

先にも説明したように、肋骨は柔らかい軟骨によって連結されており、かなりの可動域があります。正しい呼吸をするうえで、この肋骨が果たす役割は重要です。ときおり、肋骨の柔軟性を保つための、ちょっとした特別なエクササイズをするといいでしょう。

普段から不自然な立ち方や座り方をしていると（西洋の多くの人々がそうですが）、程度の差はあれ、肋骨が硬くなって柔軟性を失うものです。このエクササイズは、その問題を解消するのに大いに役立ちます。

〈1〉背筋を伸ばして立ちます。

〈2〉右手を右胸の横、左手を左胸の横に置きます。手を置く場所は、わきの下より下で、無理のない範囲でなるべく高いところにします。親指は背中に向け、手のひらは胸の側面に当て、親指以外の指は乳房の方に向けます。

〈3〉完全呼吸で息を吸います。

〈4〉少しのあいだ息を止めます。

〈5〉胸の側面をやさしく掴みながら、ゆっくりと息を吐きます。

〈6〉**浄化呼吸**を行います。

このエクササイズはほどほどにし、やり過ぎないように注意してください。

④胸を開く

デスクワークなどをしていると、胸はすぐ縮こまってしまうものです。このエクササイズは、胸の本来のコンディションを取り戻し、胸を開くのに最適です。

〈1〉背筋を伸ばして立ちます。

〈2〉**完全呼吸**で息を吸います。

〈3〉息を止めます。

〈4〉両腕を前に伸ばし、こぶしを握りしめます。こぶしが肩と同じ高さになるようにします。

〈5〉勢いよく腕を後ろに振り、腕が肩の真横に真っ直ぐ伸びたところで止めます。

〈6〉腕を〈4〉の位置に戻し、また腕を振って〈5〉の位置に戻します。何度か繰り返します。

〈7〉口を開けて、口から勢いよく息を吐きます。

〈8〉**浄化呼吸**を行います。

このエクササイズはほどほどにし、やり過ぎには注意してください。

⑤ウォーキングエクササイズ

〈1〉頭を上げ、あごを少し引き、肩を後ろに引いて、ゆっくりと規則正しく歩きます。

〈2〉（心のなかで）「1、2、3、4、5、6、7、8」と数え、1数えるごとに1歩ずつ歩きながら、8カウントをフルに使って**完全呼吸**で息を吸います。

〈3〉先ほどと同じように、「1、2、3、4、5、6、7、8」と数えながら鼻からゆっくりと息を吐きます。1カウントで1歩歩きます。

〈4〉呼吸と呼吸のあいだに休みます。「1、2、3、4、5、6、7、8」と数えながら、1カウントで1歩歩きます。

〈5〉疲れを感じるまで繰り返します。少し休憩したら、そのときの気分次第で再開してください。一日に何度か繰り返します。

ヨギの中には、1、2、3、4で息を止めて、次の8カウント（8歩）で吐くようにアレンジしている人もいます。どちらでも、あなたにとってやりやすい方法で行ってください。

⑥朝のエクササイズ

〈1〉軍隊式の「気をつけ」の姿勢を取ります。背筋をピンと伸ばし、頭は上げ、目線は前に、肩は後ろに引き、膝を真っ直ぐにして、手は横につけます。

〈2〉ゆっくりとつま先立ちしながら、**完全呼吸**で、ゆっくりと一定のスピードで息を吸います。

〈3〉その姿勢のまま、数秒間息を止めます。

〈4〉鼻からゆっくりと息を吐きながら、ゆっくりとかかとを下げて元の姿勢に戻ります。

〈5〉**浄化呼吸**を行います。

〈6〉右足だけのつま先立ち、左足だけのつま先立ちなど、やり方を変えながら、何度か繰り返します。

⑦巡りを良くするエクササイズ

〈1〉背筋を伸ばして立ちます。

〈2〉**完全呼吸**で息を吸い、息を止めます。

〈3〉少し前かがみの姿勢で、細長い棒かステッキを握ります。握る力をじわじわと強くしていき、最終的には全力をこめて握ります。

〈4〉手の力をゆるめ、最初の姿勢に戻り、ゆっくりと息を吐きます。

〈5〉何度か繰り返します。

〈6〉最後に、**浄化呼吸**を行います。


このエクササイズは、棒やステッキがなくても行うことができます。棒を持っていることをイメージして、意志の力をつかって握りしめてください。これは、動脈血を体のすみずみに行きわたらせ、また静脈血を心臓と肺に戻して、血液循環を促し、吸い込んだ空気から酸素を取り込めるようにするためにヨギが好んで行うエクササイズです。

血の巡りが悪いと、肺に取り込まれる酸素が増えても、肺の中に十分な量の血液が巡ってこないため、呼吸法を改善しても、その恩恵を十分に得ることができません。そのような場合は、特に、このエクササイズを行うことをお勧めします。ときおり通常の**完全呼吸**をまじえながら行うとよいでしょう。

マイナーな7つのエクササイズ

次に、**マイナーな7つのヨギの呼吸エクササイズ**を紹介します。マイナーと言っても、何も「有名ではない」とか「必要がない」という意味ではありません。特別な名前はついていませんが、それぞれ異なる独立したエクササイズで、目的も異なります。誰でも、この中からその人のニーズにぴったり合ったエクササイズが複数見つけられるでしょう。

便宜上**「マイナーなエクササイズ」**と呼びますが、非常に実用的で価値のあるエクササイズです。そうでなければ、本書で取り上げるはずがありません。その中には「身体トレーニング」と「肺を鍛える」講座のエッセンスがギュッと凝縮されています。少し言葉を足すだけで、ちょっとした本が書けてしまうような内容です。

もちろん、それぞれのエクササイズにはヨギの呼吸法が組み込まれているため、身体や肺を鍛える以上の価値があります。「マイナー」と銘打っているからといって、読み飛ばさないでください。この中に、今のあなたにとって、まさに必要なエクササイズが含まれているかもしれません。やってみれば分かります。自分の身体でたしかめてみてください。

マイナーなエクササイズ1

〈1〉背筋を伸ばして立ち、手は身体の横に置きます。

〈2〉**完全呼吸**で息を吸います。

〈3〉腕をピンと伸ばしたまま、両手が頭の上で合わさるまで、ゆっくりと上げていきます。

〈4〉両手を頭の上に上げたまま、少しの間、息を止めます。

〈5〉息をゆっくりと吐きながら、腕をゆっくりと降ろして身体の横に戻します。

〈6〉**浄化呼吸**を行います。

マイナーなエクササイズ2
〈1〉背筋を伸ばして立ち、腕をまっすぐ前に伸ばします。

〈2〉**完全呼吸**で息を吸い、息を止めます。

〈3〉両腕を後ろにいけるところまで振り切ったら、元のポジションに戻します。何度か繰り返します。そのあいだ、ずっと息は止めたままです。

〈4〉口から勢いよく息を吐きます。

〈5〉**浄化呼吸**を行います。

マイナーなエクササイズ3
〈1〉背筋を伸ばして立ち、腕をまっすぐ前に伸ばします。

〈2〉**完全呼吸**で息を吸います。

〈3〉息を止めたまま、両腕を後ろに何回かぐるぐると回してから、反対回りに何回か回します。そのあいだ息は止めたままです。このとき、風車の羽根が回るように腕を交互に回すようアレンジしてもかまいません。

〈4〉口から勢いよく息を吐きます。

〈5〉**浄化呼吸**を行います。

マイナーなエクササイズ4

〈1〉床にうつ伏せに寝ます。手のひらを身体の横で床につけます。

〈2〉**完全呼吸**で息を吸い、息を止めます。

〈3〉全身をまっすぐにして腕の力で身体を持ち上げていき、手とつま先だけで身体を支えます。

〈4〉身体を降ろし、元の姿勢に戻ります。何度か繰り返します。

〈5〉口から勢いよく息を吐きます。

〈6〉**浄化呼吸**を行います。

マイナーなエクササイズ5

〈1〉背筋を伸ばして立ち、手のひらを壁につけます。
〈2〉**完全呼吸**で息を吸い、息を止めます。
〈3〉手のひらに体重をかけ、胸を壁側に近づけていきます。
〈4〉全身はまっすぐにキープしたまま、腕の筋肉だけをつかって身体を起こします。
〈5〉口から勢いよく息を吐きます。
〈6〉**浄化呼吸**を行います。

マイナーなエクササイズ6

〈1〉背筋を伸ばして立ち、両手を腰に当て、ひじを張ります（「前へならえ」の先頭の人のポーズ）。

〈2〉**完全呼吸**で息を吸い、息を止めます。

〈3〉ゆっくり息を吐きながら、足とお尻の位置は変えずに、お辞儀をするように深く前屈します。

〈4〉最初のポジションに戻り、もう一度、**完全呼吸**で息を吸います。

〈5〉ゆっくり息を吐きながら、上体を後ろに反らします。

〈6〉最初のポジションに戻り、**完全呼吸**で息を吸います。

〈7〉ゆっくり息を吐きながら、上体を横に反らします（最初は右側に反らし、次は左側に反らすなどアレンジしてください）。

〈8〉**浄化呼吸**を行います。

マイナーなエクササイズ7

〈1〉背筋をまっすぐに伸ばして立つか、座ります。
〈2〉**完全呼吸**で息を吸います。このとき、ひとつづきで吸い込むのではなく、せわしなくクンクンクンと息を吸います。アロマ・ソルトやアンモニアなど、思いきり吸い込んだらツンときそうな匂いを軽く嗅ぐときのようにです。途中で息を吐くことはせず、肺がいっぱいになるまでひたすらクンクンと息を吸い続けます。

〈3〉数秒間息を止めます。

〈4〉鼻から長く静かにふーっと息を吐きます。

〈5〉**浄化呼吸**を行います。

第11章

バイブレーションとヨギのリズム呼吸

どんな振動にも、必ずある一定のリズムがあります。
宇宙はリズムで満たされています。
太陽のまわりを巡る惑星。海面の上がり下がり。
心臓の鼓動。潮の満ち引き。
すべて、リズムの法則に従っています。

すべては振動しながら変化している

すべては振動《バイブレーション》しています。微細な原子から、巨大な太陽に至るまで、すべては振動しています。完全なる静止というものは自然には存在しません。

たった1個の原子から振動する力を奪えば、それだけで宇宙全体が崩壊するでしょう。宇宙の営みは絶え間ない振動の中で行われています。物質にはエネルギーが絶え間なく働き、無数の形あるものが生まれます。ものも、形も常なるものは存在しません。形あるものは、生まれたその瞬間から変わりはじめます。

変化によって無数の形が生まれ、そのかたちが変化して、さらに新しい形が生まれ……永遠にその繰り返しです。形ある世界において、変わらぬものは何ひとつありません。しかし、偉大なる真理は不変です。形は表層でしかありません――形あるものは移り変わりますが、真理は永遠不変です。

人体を構成する原子は常に振動しています。変化は絶え間なく起こりつづけています。肉体を構成している物質は数か月でほとんど入れ替わります。あなたの身体を形づくっている原子の中で、数か月後にあなたの身体の中に同じかたちで存在している原子はほぼ存在しないでしょう。振動、絶え間なき振動。変化、絶え間なき変化。

どんな振動にも、必ずある一定のリズムがあります。宇宙はリズムで満たされています。太陽のまわりを巡る惑星。海面の上がり下がり。心臓の鼓動。潮の満ち引き。すべて、リズムの法則に従っています。太陽の光も、雨も、このリズムの法則に従って私たちに降り注いでいます。すべての成長は、リズムの法則のひとつの表れに過ぎません。すべての動きは、リズムの法則のひとつの表れです。

バイブレーションとリズムの関係

太陽をまわる地球がリズムの法則にしたがっているのと同じように、私たちの身体もリズムの法則にしたがっています。ヨギの**「究極の呼吸法」**の秘伝的な側面の多くは、このよく知られた自然法則に基づいています。ヨギは、身体のリズムと一体になることによって、巧みに大量のプラーナを取り入れ、そのプラーナを活用して自らの願望を引き寄せます。それについては、後の章で詳しく説明します。

あなたが宿っているこの肉体は、大海に面し、陸地に向かって入り込んだ小さな入り江のようなものです。一見、すべてが入り江の中で完結しているように見えますが、実際には大海の潮の満ち引きの影響を受けています。

大いなる命の海は満ち引きを繰り返し、私たちは、そのバイブレーションとリズムに感応しています。通常、私たちは大いなる命の海からバイブレーションとリズムを受け取り、それに反応しています。しかしときには、入り江の入り口に瓦礫《がれき》が詰まってしまい、母なる海からのシグナルを受け取れなくなることもあります。心身に不調が訪れるのはそんなときです。

バイオリンでひとつの音を一定のリズムで鳴らし続けると、周囲の物がカタカタと振動しはじめ、やがては橋すら崩れ落ちる……という話を聞いたことがあるでしょう。

軍隊の隊列が橋を渡るときに「足並みを揃えるな」と命じるのも同じ理由です。橋が振動し、橋ごと落ちてしまっては困るからです。規則正しい動きには、それほどの力があるのです。

規則正しいリズムで呼吸することが、身体に与える影響がどれほどのものか想像できるでしょう。全身がリズムに乗って意志と同調し、肺も同じリズムを打ちはじめます。その完全なる調和《ハーモニー》の中で、肺は意志の命令に敏感に反応します。

このように調律されたヨギの肉体においては、意志の命令によって、身体の特定の部位の血流を増やすことなど簡単です。同じように、特定の臓器の多くの神経エネルギーが流れるようにし、臓器を元気にしたり、刺激したりすることもできます。

引き寄せ効果のリズム呼吸

それと同じ方法で、ヨギはリズム呼吸によって(ジャズでいう)「スイング」を感じ、大量のプラーナを取り込み、意のままにコントロールして利用できます。ヨギは、他者に思念を送る、もしくは同じ思念のバイブレーションが同調するものや人を引き寄せる媒体としてリズム呼吸を使うことができますし、実際、使っています。

最近、西洋で大いに注目を集めているテレパシー、思念の伝達、精神療法、催眠術といった現象は、ヨギには何世紀も前から知られていたもので、思念を送る側が、リズム呼吸のあとに行えば、その効果を大きく増幅させることができます。リズム呼吸により、精神療法やエネルギー療法のヒーリング効果は数百パーセント向上します。

リズム呼吸で一番重要なことは、リズムという概念を理解することです。音楽をかじったことがある方なら、「拍子を取る」といえばわかるでしょう。そうでない方は、軍隊の「左、右」「左、右」「左、右」「左、右」や「イチ、ニイ、サン、シ」「イチ、ニイ、サン、シ」という規則正しい足並みを想像してください。

ヨギは、自分の心臓の鼓動に合わせてリズムを取ります。心拍は人によって違いますが、その人の心拍のビートは、その人が行うリズム呼吸のれっきとした基準になります。脈に指を当てて安静時の心拍を確認し、「1、2、3、4、5、6」「1、2、3、4、5、6」などと、そのリズムが心に刻み込まれるまで数えます。

少し練習すればリズムが定まって、簡単に再現できるようになるでしょう。通常、初心者は6拍で息を吸いますが、この拍数は練習によって大幅に伸ばすことができます。

ヨギのリズム呼吸では、吸う息と吐く息の拍数は同じにし、呼吸のあいだに挟む息止め時間はその半分にするのがルールです。

リズム呼吸をマスターしよう

次のリズム呼吸のエクササイズは、完全にマスターしてください。この呼吸法は後に紹介する多くのエクササイズの基本になります。

〈1〉背筋を伸ばした楽な姿勢で座ります。このとき、胸、首、頭のラインがなるべく真っすぐになるように、肩を少し後ろに引きます。手は膝の上で楽にします。こうすると体重が肋骨で支えられるため、姿勢を楽に維持することができます。胸が引っ込みお腹を突き出した姿勢では、リズミカルな呼吸による効果を最大限に得ることができません。

〈2〉6拍数えながら、**完全呼吸**でゆっくりと息を吸います。
〈3〉3拍数えながら、息を止めます。
〈4〉6拍数えながら、鼻からゆっくり息を吐きます。
〈5〉次の呼吸との間《ま》を3拍数えます。
〈6〉何回か繰り返します。ただし、最初から疲れるほどやってはいけません。
〈7〉エクササイズの最後に、**浄化呼吸**を行い、肺を休めて浄化します。

少し練習するだけで、吸う息と吐く息の長さを15拍くらいまで伸ばすことができるでしょう。息の長さを伸ばすときは、呼吸のあいだに息を止める長さも伸ばすことを忘れないでください。息を止める長さは、吸う息と吐く息の半分です。

ただし、息の長さを伸ばそうと頑張るのではなく、「リズム」を意識することに全力を注いでください。息の長さよりも、リズムのほうが大切です。

呼吸の動きの「スイング」に乗り、全身のバイブレーションのリズムを「感じる」くらいになるまで、練習してください。少しの練習と忍耐力は必要ですが、上達する喜びを感じれば、楽しんで練習できるでしょう。ヨギとは最も粘り強い人種であり、ヨギの偉業はその忍耐力に負うところが大きいのです。

第12章

ヨギのサイキック呼吸

真に発達した人は「万能」の人であり、
肉体も、精神も、霊性も、
それぞれの価値をよく知り、
適材適所で使い分ける人です。

身体と精神の両方を鍛える

ヨギのリズム呼吸は別にして、本書でこれまで紹介したエクササイズの大部分は、呼吸の身体的な側面に関するものでした。それ自体の重要性は非常に高いのですが、ヨギにとっては、その先にある**サイキック的側面と霊的側面**の土台を固める性質のものとみなされているものでもあります。

とはいえ、呼吸の身体的側面を無視したり、軽んじたりしてはなりません。思い出してください。**健全な精神が宿るには、健全な身体が必要です**。肉体は「自我」が宿る神殿であり、スピリットの光を灯す灯明なのです。

どんなものにも、それぞれに価値があり、それにふさわしい場所というものがあります。真に発達した人は「万能」の人であり、肉体も、精神も、霊性も、それぞれの価値をよく知り、適材適所で使い分ける人です。どれかを無視するのは過ちであり、遅かれ早かれ、その過ちを改める必要が出てきます。それは利子を払って返さなければならない借金のようなものです。

これから、**ヨギの「究極の呼吸法」**のサイキック的側面について、エクササイズのやり方とその説明を順番に紹介していきます。

それぞれのエクササイズにリズム呼吸が含まれており、ある特定の望ましい結果の「思念を乗せる」よう指示されています。その心構えで望むことで、意志の力が働く道が開き、エクササイズが効果を発揮できます。

本書では、意志の力というテーマについて読者がある程度の前提知識をもっているものと想定し､解説しません。前提知識がない場合は、エクササイズを自分でやってみることそのものが、どんな教えを受けるよりもわかりやすく実感できて教えに匹敵するはずです。古いヒンドゥーのことわざにあるように「ひと粒のカラシ種を舐めたことのある人の方が、大量のカラシ種を見たことがある人よりもその味をよく知っている」のです。

サイキック呼吸のエクササイズとは？

〈1〉ヨギのサイキック呼吸全般に関する注意事項

すべてのヨギのサイキック呼吸の基本になっているのが、前の章で説明した**ヨギのリズム呼吸**です。以下のエクササイズでは、不要な繰り返しを避けるため、単に「リズミカルに呼吸します」と言ってから、サイキック能力（念力）を働かせるやり方や、リズミカルな呼吸のバイブレーションと合わせて意志の力を向ける方法を説明します。

少し練習すれば、テンポとリズムが掴め、最初のリズム呼吸の後はカウントする必要がなくなり、思うがままに、ほとんど無意識に、リズム呼吸ができるようになります。その結果、意志の力を使ってサイキックなバイブレーションを送り出すことに対してリソースを割くことができます（意志の力の使い方については、以下のひとつ目のエクササイズを参照してください）。

〈2〉プラーナを巡らせる

床かベッドに横になり、完全にリラックスします。手は**太陽神経叢**（みぞおちの、左右の肋骨の分かれ目）の上に軽く添え、リズミカルに呼吸します。リズムがしっかりと取れたら、息を吸うたびに、次のように意図（意志の力を使ってコマンド）します。

- 宇宙の供給源からプラーナ（生命力）がたっぷり吸い込まれる
- そのプラーナは神経系に取り込まれ、太陽神経叢に蓄えられる息を吐くたびに、次のように意図します。
- プラーナ（生命力）が全身に行きわたり、頭のてっぺんからかかとまで、すべての器官、部位、筋肉、細胞、原子、神経、動脈、静脈のすみずみに届けられる
- 全神経が活性化し、全神経中枢にプラーナがみなぎる
- エネルギーと活力が全身に送り届けられる

以上の意図をもちつつ、心の中で次のイメージをします。

- 吸う息とともにプラーナが体内にどっと流れ込んできて、肺を通って、あっという間に太陽神経叢に取り込まれる
- 吐く息とともに、そのプラーナが手の指先から足のつま先まで全身に送り届けられる

「意志の力を働かせよう（意図しよう）」と力む必要はありません。ただ、望む結果をコマンドし、心の中でそのイメージを描くだけで十分です。力んだところで、エネルギーを無駄に消耗するだけです。静かなコマンド＋イメージの方がはるかに優れています。

このエクササイズは神経系への特効薬です。神経系がリフレッシュされて元気を取り戻し、全身に安らぎがもたらされるでしょう。特に、疲れているとき、エネルギー不足を感じているときに効果的です。

〈3〉痛みをとる

横になるか、背筋を立てて座り、リズミカルに呼吸します。息を吸うとき**「プラーナを吸い込んでいる」**と思いながら吸います。息を吐くとき、プラーナを身体の痛いところに送り、血の巡りと神経の巡りを良くします。次は痛みを取り除くため、プラーナをさらに吸い込みます。痛みを吐き出すつもりで息を吐きます。

このふたつの意図（吐く息で患部の巡りを良くするのと、吐く息で痛みを除去する）を交互に行います。七回呼吸したら、**浄化呼吸**を行い、少し休みます。痛みが楽になるまで繰りかえします。それほど時間はかからないでしょう。多くの痛みは、最初の七回の呼吸が終わる前に和らいでいるはずです。

痛む部分に手を当てると、より早く効果を得ることができます。腕を通して、プラーナの流れを痛む部分に送りましょう。

〈4〉好きなところに血を巡らす

横になるか、背筋を立てて座り、リズミカルに呼吸します。息を吐くとき、好きな部位（巡りが悪いところなど）に向けて血を巡らすことを意図します。これは、足の冷えが気になるときや、頭痛に効果的です。どちらのケースでも、血を下の方へ送り出します。前者では足を温めるため、後者では脳にかかっている圧力を抜いて楽にするためです。

頭痛の場合は、「痛みをとめる」エクササイズを先に行ってから、血を下に下げるとよいでしょう。血の巡りが下に向かうにつれ、足元がポカポカしてきます。血の巡りのかなりの部分は意志でコントロールできます。リズム呼吸を行うことで、それをより簡単に行えるようになります。

〈5〉セルフヒーリング

横になってゆったりとリラックスし、リズミカルに呼吸します。プラーナがたっぷりと吸い込まれることを意図します。吐く息とともに、プラーナを調子が悪いところに送り、その部分を活性化することを意図します。ときおり意図を変え、吐く息とともに不調を追い出すことを意図します。

このエクササイズでは手を使います。両手で頭から調子が悪い部分に向かって撫でおろします。手をつかって自分や他者をヒーリングするときは、常に、プラーナが腕から指先を通って身体に流れ込むイメージをします。こうすることで調子が悪い部分にプラーナが届き、癒すことができます。

もちろん、本書では具体的な病状を挙げることはせず、一般的な説明のみに留めますが、このエクササイズを少し練習し、そのときの状況に合わせて少々アレンジするだけで、素晴らしい効果が得られます。

ヨギによっては、以下のようなやり方をする人もいます。患部に両手を当て、リズミカルに呼吸します。そのとき、プラーナを患部や調子の悪い臓器にプラーナを手押しポンプで送り込むようなイメージをします。こうして患部を活性化し、不調を追い出します。ちょうど、汚水が入ったバケツの中にポンプできれいな水を流し込むと、汚水が除去されてバケツがきれいな水でいっぱいになるような感じです。

この方法は、ポンプのイメージがはっきりと描けている場合は非常に効果的です。吸う息はポンプのハンドルを持ち上げるイメージで、吐く息で実際に送り込むイメージです。

〈6〉人をヒーリングする

プラーナによる病気のサイキックな治療法については、本書のテーマから外れるため、詳しく説明することはできません。その代わり、他者の苦痛を和らげるのに役立つ、シンプルでわかりやすい手順を紹介しましょう。

これだけは覚えておいておきたい原則は、リズミカルな呼吸と思念のコントロールによって、大量のプラーナを吸い込むことができ、また、それを別の人の身体に送ることが可能だということです。それによって、調子の悪い部分や器官を活性化し、健康を促し、不調を追い出します。

まずは、望む状態をはっきりイメージできる必要があります。そうすると、プラーナが流れ込んできて、腕を流れ、指先から相手の患部に流れ出ていくのが実際に感じられるようになるはずです。

何回かリズミカルに呼吸します。リズムが安定してきたら、両手を相手の患部の上に軽く乗せます。先ほどのエクササイズ（セルフヒーリング）で説明した「ポンプ」の手順を行って、相手をプラーナで満たし、不調を追い出します。

たまに、手をあげて、邪気を払うように指先を振り払います。これを合間合間に行うとともに、施術後は手を洗うようにしてください。そうしないと、相手の邪気を受けてしまうことがあります。

また、施術後は**浄化呼吸**を何度か行ってください。施術中、あなたは相手を宇宙のプラーナ供給源につなぐただの「ポンプ」になりきり、プラーナがあなたを通して相手の身体に入っていくのにまかせます。途切れることのないひとつのプラーナの流れが、あなたから相手へ注がれるままにします。

手を動かすのは、プラーナが弱った部分に届きやすくなる程度で十分です。あまりたくさん動かす必要はありません。施術中は、規則正しいリズムを保ち、プラーナが自由に通り抜けられる道をつくるため、リズム呼吸を頻繁に行います。

手は肌に直接触れる方が良いですが、それが望ましくない状況や不可能な場合は、服の上から手を当てます。施術中、折を見てやり方をアレンジし、指先で身体をやさしくストロークします。指と指のあいだは少し開いておきます。これは、受け手側にとって本当に気持ちが良いものです。

慢性化した症状を癒す際には、意図を言葉でコマンドすると効果があります。たとえば、**「出ていけ、出ていけ」「元気になれ、元気になれ」**などです。言葉は、意志の力をより強く、よりピンポイントで働かせるのに役立ちます。

実際の言葉は、あなたの判断と創意工夫により、その場の状況に応じて変えてください。以上に述べた原則を応用することで、何百通りもの異なる方法で利用できます。簡単のように見えますが、以上の説明をよく読んで理解して応用すれば、腕利きの「エネルギーヒーラー」ができることはすべて、あなたにもできます。

もちろん、彼らの使う「メソッド」は多少なりとも面倒で複雑ですが。彼らはプラーナをそれと知らずに使いながら、「エネルギー」などと呼んでいるのです。彼らがそのヒーリング法にリズム呼吸を組み合わせれば、その効果は倍増するでしょう。

（7）遠隔ヒーリング

送り手の思念の色に染まったプラーナを、それを受け取る意志がある遠方の人に投射し、それによってヒーリングワークを行うことができます。これが近年、西洋で話題になっている**「遠隔ヒーリング」**の秘密です。

送り手であるヒーラーの思念によって色づけられたプラーナが、空間を飛び越えて、受け手側の精神に入り込みます。無線と同じように目には見えず、障害物を通り抜けて、受信しようとチャンネルを合わせている人を探します。

遠隔地にいる人をヒーリングする場合、その人とつながった感じがするまで、その人をイメージします。これは、ヒーラーのイメージがカギを握る、精神的なプロセスです。つながればわかります。それは、親近感などといった感覚として表れます。言葉で説明するよりも、実際やってみる方が簡単です。

少し練習すれば、すぐできるようになります。中には最初からできる人もいるでしょう。つながりが確立されたら、心の中で相手に向かって「これから、あなたを元気にして癒す生命力を送ります」と言います。そして、リズミカルな呼吸で息を吐くごとに、プラーナがあなたの精神を離れ、空間をまたたく間に移動して相手に届き、ヒーリングすることをイメージします。

ヒーリングを行う時間をあらかじめ決めておく必要はありません（そうしたい場合は決めておいてもかまいませんが）。相手側が受け取る態勢でいる（あなたのヒーリングを受ける予定で、あなたのサイキック能力に心を開いていること）ことによって波長が合うため、いつ送っても、相手側は、あなたのバイブレーションを受け取ることができます。時間をあらかじめ決めておく場合は、リラックスした状態で、ヒーリングを受け取る準備を整えてもらうようにしてください。

以上が、西洋の「遠隔療法」の背後で働いている大いなる原理です。あなたも、一流のヒーラーと同じように遠隔でヒーリングすることができます。必要なのは、少しの練習だけです。

サイキック呼吸でできる他のこと

〈1〉思念の投影

先ほど述べた方法（遠隔ヒーリング）を使えば、思念を投影することができます。相手側は送られた思念の影響を感じ取ります。ただし、覚えておいてください。悪意を帯びた思念が、善意の人を傷つけることは決してできません。善意は悪意に対して常にプラスに働き、悪意は善意に対して常にマイナスに働きます。

ただし、この方法（伝えたいメッセージをプラーナにこめる）で思念波を送り、他者の興味や注意を惹くことは可能です。たとえば、ある人の愛と共感がほしい場合、そして自分にその人に対する愛と共感がある場合、その思いを送ると効果があります（ただし、動機が純粋な場合に限る）。

しかし、決して、相手を害する思念を送ったり、不純な動機、自己中心的な動機で影響を与えようとしたりしないでください。そのような思念は、無実の人に害を及ぼすことはなく、倍になって跳ね返ってきて送り手を害します。

サイキック能力は正しく使う分には問題ありません。でも、くれぐれも、「黒魔術」には用心してください。邪悪な目的に使うのは、ダイナモ発電機をおもちゃにするようなもので、必ずや自らの行為の報いを受けることになります。

とはいえ、不純な動機の人間が強いサイキック能力を手にしたためしはありません。純粋なハートと精神は、サイキック能力の不適切な利用に対して無敵の守りになってくれます。純粋な心をキープすれば、あなたを傷つけられるものは何もありません。

〈2〉オーラをまとう

気落ちした人と一緒にいるときに、つられて落ち込みそうになったら、リズム呼吸を何回かしてプラーナを補充してから、イメージング法によって、自分の周りに卵型の思念オーラをイメージします。他者の粗い思念やその影響からあなたを守ってくれます。

〈3〉自分をチャージする

元気がないとき、手っ取り早くエネルギーを補充する一番の方法は、足をぴったり揃えて（もちろん、横並びです）、手を組むことです。手の組み方はやりやすいようにしてかまいません。これで、「回路が閉じる」ので、プラーナが手足から出ていかなくなります。この姿勢でリズム呼吸を何度かすれば、気力が戻ってくるのを実感できるでしょう。

〈4〉人をチャージする

友人の気力が不足しているなら、友人と向き合って座って、二人のつま先とつま先をつけ、手と手を合わせます。そして一緒にリズム呼吸をし、あなたはプラーナが、友人の身体にプラーナを送り込むイメージをし、友人にはプラーナを受け取るイメージをしてもらいます。

気力が減退している人や、人の影響を受けやすい人は、この実験を試す相手に注意してください。邪悪な欲望をもった人のプラーナは、その人の思念に染まっているので、弱っている人は、その人の影響を一時的に受けてしまうことがあります。とはいえ、そんな影響は（先ほど述べた方法で）回路を閉じて、リズム呼吸を何度か行い、仕上げに**浄化呼吸**をすれば、簡単に吹き飛ばせます。

〈5〉水をチャージする

水にプラーナをチャージすることができます。リズム呼吸をし、水が入ったコップの底を左手で持ち、右手の指をすぼめて、水の上でやさしく振ります。指についた水滴をコップの中に振り落とすような感じです。同時に、プラーナが水の中に入っていくイメージをします。

この方法でチャージした水は、弱った人や病気の人が飲むと元気になることが知られています。プラーナを送るイメージをするときに、必要な癒しを意図すれば、さらに効果は高まります。前のエクササイズで述べた注意事項が、そのまま当てはまりますが、その危険性は前のエクササイズと比べればわずかなものです。

〈6〉精神的資質を身につける

意志の力によってマインドで肉体をコントロールできるだけでなく、意志のコントロールのエクササイズをすることによって、マインドそのものを鍛え、開発することもできます。西洋で「メンタル・サイエンス」などの名前で効果が実証されている手法は、ヨギに古くから知られている知恵の一部なのです。

ただ、意志で静かに命令をするだけで、その方向に向けての驚くべき変化が起こりますが、これにリズム呼吸と組み合わせると、その効果を劇的に高めることができます。リズム呼吸をしながら、なりたい自分を適切にイメージすることで、望ましい精神的資質を手に入れることができます。平常心、自制心、身につけたい資質（パワーを高めるなど）が、この方法で身につけられます。

逆に、なくしたい資質があれば、その逆の資質を開発することで弱めることができます。「メンタル・サイエンス」の手法（「療法」や「アファーメーション」など）はすべて、ヨギのリズム呼吸と組み合わせて使用できます。以下に述べるのは、望ましい精神的資質を身につけ、開発するのに役立つ一般的なエクササイズです。

楽な姿勢で横になるか、背筋を立てて座ります。開発したい資質を思い描き、その資質を身につけている自分をイメージします。マインドにその資質を開発するよう命じます。そのイメージをしっかりと持ったまま、リズミカルに呼吸します。

いつでもどこでも、なるべく多くの時間、そのイメージをするようにし、イメージした理想に釣り合う自分になろうと努力します。少しずつ理想に近づいているのを実感できるでしょう。呼吸のリズムが、マインドが新しい自分をつくり出すのを助けてくれます。西洋の「メンタル・サイエンス」の手法を既に実践している人は、ヨギのリズム呼吸が、その手法のサポート役として非常に優れていることに気づくでしょう。

〈7〉身体的資質を身につける

上に説明した精神的資質を身につける方法と同じ方法で、身体的資質を身につけることができます。もちろん、背が低い人の背を伸ばしたり、切断された手足を元通りにしたり、などといった奇跡を起こせるという意味ではありません。そうではなく、顔つきを変えたり、度胸をつけたり、一般的な身体的資質を、意志とリズム呼吸の併用によって高めることができます。

人は、その人が思ったとおりの人間になるのです（訳注：旧約聖書　詩篇第二十三篇7節の言葉）。見た目も、行動も、歩き方も、座り方もすべてにおいてです。考え方を変えれば、見た目や行動も変わります。

身体のどこかを鍛えるには、その部位に意識を向け、リズミカルに呼吸をします。そこにプラーナ（神経エネルギー）をたくさん巡らせるイメージをして、その部位の生命力を高め、開発します。この方法は、鍛えたい場所が身体のどこにあっても使えます。西洋の多くのアスリートが、この方法をアレンジしたものを練習に取り入れています。

これまで書いたことを実践してきた読者の方であれば、このワークにヨギの原則をどのように応用すればよいか、すぐにわかるでしょう。エクササイズの基本は、前のエクサイズ（精神的資質を身につける）と同じです。身体の不調を治すというテーマについては、既に前に述べたとおりです。

〈8〉感情をコントロールする

望ましくない感情（恐れ、心配、不安、憎しみ、怒り、嫉妬、ねたみ、憂うつ、興奮、悲しみなど）は、意志の力でコントロールできます。また、リズム呼吸をしながら、それを意図することによって、意志の力がより働きやすくなります。

次のエクササイズは、修行者に最も効果があるとされているものです。熟練したヨギはこのエクササイズをほとんど必要としません。そのような望ましくない感情は、霊的成長によってとっくに卒業してしまっているためです。しかし、学びと成長の過程にある人々にとっては、このエクササイズが大いに役立ちます。

リズミカルに呼吸します。意識を太陽神経叢に集中させ、心の中で「出ていきなさい」と太陽神経叢に念じます。毅然とした態度で太陽神経叢に命じ、息を吐きはじめるとともに、望ましくない感情が息に乗って出ていくのをイメージします。七回繰りかえし、仕上げに**浄化呼吸**を行い、どんなに良い気分になっているか感じてみましょう。念じるときは「本気で」念じることが大切です。遊び半分では効果はありません。

〈9〉性エネルギーの転化

ヨギは、男女の生殖原理の活用と濫用について卓越した知恵を持っています。その秘伝の一部が抜き取られて西洋の著述家によって広められており、それによってかなりの効果がもたらされています。

この小さな本では、本テーマについては、ただ言及するだけに留まります。理論の詳細はすべて飛ばして、婚内もしくは婚外のパートナーと欲望にふけって性エネルギーを放出して浪費するかわりに、性エネルギーを生命力に転化することができる、実践的な呼吸エクササイズを紹介します。

性エネルギーは創造のエネルギーですので、身体に取り入れて、気力と生命力に転化することが可能です。子作り（Generation）に利用するかわりに、再生・若返り（Regeneration）のために使うことができるのです。西洋世界の若者がこの基本原則を理解したならば、年を取ってから苦痛や不幸を味わう可能性が少なくなり、精神的にも、倫理的にも、肉体的にも強くなれるでしょう。

性エネルギーの転化は、それを実践する者に大きな生命力を与えてくれます。そのような生命力にあふれた肉体から放たれる輝きが、オーラや気などと呼ばれているものです。こうして転化したエネルギーは、新たな用途に向けることで大いに役立ちます。

「創造」のための自然のはからいにより、性のエネルギーにはプラーナの最もパワフルな表れが凝縮されています。ほんのわずかな領域に膨大な生命力が集中しています。生殖器は、動物の命における最も強力なバッテリーなのです。通常の生殖機能によって消費する（もしくはみだりに浪費する）かわりに、その力を上に引き上げて使用することができます。読者の多くは、再生の理論について少しは馴染みがあることでしょう。ここでは、それを証明しようとすることはせず、ただ以上のことを述べるに留めます。

性エネルギーを転化するヨギのエクササイズは簡単です。リズム呼吸との組み合わせで、とても簡単に行えます。このエクササイズはいつ行ってもかまいませんが、性欲が最高潮に達したときに行うのが特にお勧めです。それが、性エネルギーが顕在化していて、再生の目的に最も転化しやすいタイミングです。

エクササイズのやり方はこうです。頭の中からいつものような性的な想像やイメージを遠ざけて、「エネルギー」という概念に意識を集中します。もし性的なことを考えてしまってもがっかりしないでください。それは、あなたが自分の身体と心を鍛えるために利用しようとしている力の表れです。

安静にして横になるか、背筋を立てて座ります。性エネルギーを太陽神経叢に引き上げるイメージをし、そのイメージを保ちます。性エネルギーは太陽神経叢で生命エネルギーに転化され、貯蔵されます。リズミカルに呼吸します。このとき、息を吸うたびに性エネルギーを引き上げるイメージをします。息を吸うたび、意志によって、エネルギーが生殖器から**太陽神経叢**へと引き上げられるよう命じます。

リズムがかなり安定し、イメージがはっきりと描けるようになったら、エネルギーが上にのぼってくるのに気づくでしょう。元気がわいてくる感じがするはずです。精神（脳）の力を高めたいなら、太陽神経叢ではなく脳まで引き上げることもできます。そう心の中で命じ、脳にエネルギーが送られるイメージをすればいいのです。

頭または肉体を使ってクリエイティブな仕事をしている方は、男女を問わず、このエクササイズ（吸う息でエネルギーを引き上げ、吐く息で送り出す）をすることで、この創造的エネルギーを仕事に活かすことができます。

最後に述べた方式のエクササイズでは、必要な分の創造エネルギーだけが仕事に注ぎ込まれ、余った分は太陽神経叢にたくわえられます。もちろん、おわかりだと思いますが、引き上げて使用しているのは性液そのものではなく、その源であるエーテル的なプラーナのエネルギーであり、生殖器の神髄とでも呼ぶべきものです。性エネルギーの転化のエクササイズ中は、姿勢は楽にして、自然に前かがみになるのが一般的です。

〈10〉脳を活性化する

ヨギは、以下のエクササイズが脳の働きを刺激して、頭脳を明晰にし、論理的思考力を高めるのに極めて役立つことを発見しました。このエクササイズは脳と神経系の浄化に素晴らしい効果があり、特に、頭を使う仕事をしている方には効果てきめんのエクササイズです。仕事がはかどるだけでなく、過酷な頭脳労働の後に行えば、頭がすっきりリフレッシュします。

背を立てて座り、目線は真っすぐ前を見て、手は膝の上に置きます。リズミカルに呼吸します。このとき、いつものように両方の鼻から呼吸するのではなく、親指で左の鼻の穴を押してふさぎ、右の鼻だけで息を吸います。そして、親指を離して、右の鼻の穴を人差し指でふさぎ、左の鼻の穴から息を吐きます。

次に、指はそのまま、左の鼻から息を吸い、指を変えて右の鼻から息を吐きます。

そのあとは、右から吸って、左から吐いて、と、同様の方法で親指と人差し指で使わない方の鼻の穴を押さえながら繰り返します。これはヨギの呼吸法の中でもっとも古いもののひとつであり、非常に重要で有用なものなので、身につける価値は大いにあります。

しかし、西洋においてこの手法がヨギの「秘密のすべて」として紹介されているのは、ヨギから見ると非常に愉快です。多くの西洋の読者は、「ヨギの呼吸法」といえば、あぐらをかいたヒンドゥー教徒が鼻の穴を交互に開けたり閉めたりしながら呼吸している図を思い浮かべるようです。「ただそれだけのこと」だと。この小さな本がヨギの呼吸法の大きな可能性、そしてその多数の応用法に対して西洋の人々の目を開いてくれることを信じています。

〈11〉偉大なるヨギのサイキック呼吸

ヨギがたまに行うお気に入りのサイキック呼吸があります。サンスクリット語でほぼ同じ意味を持つ名前を持ちます。このエクササイズを最後に持ってきたのは、リズム呼吸とイメージングの練習が必要なためです。皆さんはもう、これまでのエクササイズで身についているはずです。この偉大なる呼吸の原則は、次のような古いヒンドゥーのことわざによく表されています。

「幸いなるは骨から息をすることができるヨギである」

このエクササイズでは、全身をプラーナで満たします。この呼吸を終える頃には、すべての骨、筋肉、神経、細胞、組織、器官、部位が活性化し、プラーナと呼吸のリズムによって調律されています。これは全身の大掃除です。

注意深くこのエクササイズをする者は、頭のてっぺんからつま先まで、今作られたばかりの真新しい肉体を手に入れたような感じがすることでしょう。残りは、やって体験してください。

〈1〉楽な姿勢で横になり、完全にリラックスします。

〈2〉リズミカルに呼吸します。

〈3〉リズムが完全に取れたら、次のイメージを順番にしていきます。
・吸う息が足の骨をつたって引き上げられ、吐く息が同じところを通って出ていく
・吸う息が腕の骨をつたって入ってきて、吐く息が同じところを通って出ていく
・吸う息が頭蓋骨のてっぺんから入ってきて、吐く息が同じところから出ていく
・吸う息がお腹から入ってきて、吐く息が同じところから出ていく
・吸う息が性器部から入ってきて、吐く息が同じところから出ていく
・吸う息が背骨をのぼっていき、吐く息が背骨を下がっていく
・吸う息が皮膚のあらゆる毛穴から入ってきて、吐く息が同じところから出ていく

これで全身がプラーナと生命力で満たされます。

〈4〉（リズミカルに呼吸しながら）これまで紹介したエクササイズで学んだイメージング法を使って、プラーナの流れを七つの生命中枢（以下を参照）に順番に送ります。

(a) 額へ
(b) 後頭部へ
(c) 脳の底部へ
(d) 太陽神経叢へ
(e) 仙骨部（脊椎の下部）へ
(f) おへその辺りへ
(g) 性器部へ

最後に、プラーナの流れを頭から足へ何度か行ったり来たりさせます。

〈5〉仕上げに**浄化呼吸**を行います。

第13章

ヨギの霊的な呼吸

ヨギの呼吸が奏でるリズムは、
脳を含む全身を完全にコントロールし、
完全なるハーモニーを生み出します。
それによって、潜在能力が花開くのに
完璧な条件が整うのです。

霊的能力を高めるために

ヨギは、意志の力とリズム呼吸を合わせて、自分が望む精神的資質や特性を引き寄せるだけではなく、同じ方法で霊的能力を開発します。いえ、開発するというよりもむしろ、霊的能力が開くのを促進する、と言う方が正確でしょう。

東洋の教えによれば、人間には多くの潜在的な能力が使われないまま眠っており、その能力は人類の進化とともに開花するといいます。さらに、人が意志の力を正しく使い、かつ、そのための条件が整えば、眠っている霊的能力の開花を促進し、通常の進化の過程よりも、はるかに早く能力を開花させることができる、とも教えられています。

言い換えれば、進化の法則にのっとったゆるやかな進化では、いくつもの時代を待たなければ人類の一般的な能力になりえないような意識の霊的能力を今開発することが可能だということです。

リズム呼吸は、霊的能力の開発を目的にして行うすべてのエクササイズにおいて重要な役割を果たします。それほど驚異的な効果がありますが、もちろん、呼吸そのものに神秘的な要素は一切ありません。それでも、ヨギの呼吸が奏でるリズムは、脳を含む全身を完全にコントロールし、完全なるハーモニーを生み出します。それによって、潜在能力が花開くのに完璧な条件が整うのです。

霊的能力の開発について、今ここで東洋の哲学を詳しく紹介することはできません。きちんと説明しようとすれば何冊にもなってしまいますし、一般読者に興味を持っていただくにはやはり難解すぎるからです。

また、秘儀の体得者にはよく知られていることですが、この知識を今の時点で広めるべきでない理由は他にもあります。でも、ご安心ください。あなたが次の一歩を踏み出すときが来れば、道はあなたの目の前に開けます。**「チェラ（学ぶ者）の準備ができたとき、グル（師）は現れる」**のです。

本章では、次のふたつの段階の霊的意識の開発のやり方をお教えします。

（1）魂が自分であるという意識
（2）魂と宇宙の命がつながっているという意識

以下のふたつのエクササイズはどちらも簡単で、しっかりとイメージを思い描くことと、リズム呼吸によって構成されています。最初から多くを期待してはなりません。急いては事を仕損じます。種から芽が出て花が咲くのを待つ気持ちで、気長にいきましょう。

魂意識を持つことで本質を知る

真の自己は、肉体でもなければ、心でもありません。これらは人格の一部でしかない、小さな自己です。真の自己は自我であり、それが個性として顕れているのです。真の自己は、肉体とは独立しており、心の働きとも独立しています。

肉体はその住みかであり、心はその道具です。真の自己は、聖なる大海の一滴であり、永遠不滅です。真の自己は、死ぬことも滅することもなく、肉体に何があろうとも存在し続けます。真の自己とは魂です。魂を自分とは別の何かだとは考えないでください。あなたが魂そのものなのです。

肉体は、あなたの偽りの姿、かりそめの姿に過ぎません。肉体は、日々、物質的に変化し続け、いつの日かそれを脱ぎ捨てるときが来ます。魂にリアリティをもち、自分が肉体とは独立した存在であることを意識する能力は、開発することができます。リズム呼吸をしながら、真の自己（魂）について瞑想するのが、ヨギのやり方です。以下のエクササイズは、その最も簡単な方法です。

魂意識を持つためのエクササイズ——身体を楽にして仰向けに横になります。リズミカルに呼吸します。真の自己について瞑想します。自分は肉体とは独立した存在であり、今かりそめにこの肉体に宿ってはいるが、意志によって自由に立ち去ることができるものと考えます。

自分のことを肉体としてではなくスピリットとして考えます。肉体は単なる「殻」であり、便利で居心地も良いけれど、真の自己の一部ではない、と考えます。あなたは肉体を便利な道具として使っている、肉体とは独立した存在だと考えます。

瞑想するときは、肉体のことは一切意識しません。すると、まるで体外離脱しているかのように、肉体の存在がほとんど意識されなくなり、肉体はエクササイズが終わったら帰ることができる場所に過ぎなくなります。

これが**ヨギの瞑想的呼吸法のポイント**です。根気よく練習すれば、魂が実際に存在するという素晴らしい感覚を得られ、肉体から自由になった感じを抱くでしょう。

しかし、上の世界にあまり長い時間、居続けたり、肉体を下に見たりしてはなりません。今この世に生まれてきているのには意味があり、輪廻を脱するのに必要な経験を積む機会をみすみす逃してはなりませんし、ゆめゆめスピリットの神殿である肉体をおろそかにしてはなりません。

宇宙意識で芽生える一体感

人のスピリット（その人の魂の最も高次の表れ方）はスピリットの海の一滴です。海とは分け隔たっているように見えても、海そのものとつながっており、また他の水滴ともつながりあっています。霊的意識が開いていくとともに、宇宙スピリット（宇宙マインドとも呼ばれる）とのつながりに対する意識も高まります。

時にはほぼ一体になったように感じたと思えば、つながりを失い、つながった感覚を忘れてしまうこともあります。ヨギは、この宇宙意識の境地に、瞑想とリズム呼吸によって至ろうとします。そして実際に多くの人が、人間という存在の段階において達しうる最も高次元の霊性を獲得することに成功しました。そのような熟達者の境地について、本書の読者に現段階でこれ以上の説明をする必要はないでしょう。その段階に至るまでにすべきことがたくさんあります。

しかし、宇宙意識を開発するヨギのエクササイズの初歩の段階を手ほどきするのはよいでしょう。もし読者が真剣に取り組めば、成長する手段と方法を自分で発見するはずです。道を歩み出す準備ができた人の前に、常に道は開かれます。次のエクササイズを真剣に実践すれば、宇宙意識の開発に大いに役立ちます。

宇宙意識を持つためのエクササイズ――身体を楽にして仰向けに横になります。

リズミカルに呼吸します。自分と宇宙マインドとのつながりについて瞑想します。自分は宇宙マインドを構成する一粒の粒子でしかありません。自分はすべてなるものとつながっている、自分はすべてなるものと一体であると考えます。

すべてを一なるものとして見ます。自分の魂はその一なるものの一部です。大いなる宇宙マインドからバイブレーションを受け取っているのを感じます。そのパワー、その力強さ、その叡智が流れ込んでくるのを感じます。次の二種類の瞑想を行うことができます。

（a）息を吸うたびに、宇宙マインドの力強さとパワーを吸い込んでいると考えます。息を吐くときは、そのパワーを他者に渡しながら、同時にすべての生き物への愛で満たされるのを感じ、今自分が受け取っている祝福をすべての生き物とともに分かち合えるよう願います。自分全体に宇宙のパワーを巡らせます。

（b）畏敬の念をこめて、宇宙マインドの荘厳さについて瞑想します。聖なる叡智が流れ込んでくるのにまかせ、自分を叡智の光で満たします。それがあなたの愛する、あなたが助けたいと思う兄弟姉妹に流れていくのにまかせます。

このエクササイズを行った人は、これまでにない強さ、パワー、叡智、霊的な高揚と至福感を感じます。ただし、必ず真剣に畏敬の念をこめて行うようにし、決して遊び半分や軽い気持ちで行ってはなりません。

全般的な注意事項を知る

この章で紹介したエクササイズには、正しい心構えと精神状態が必要です。遊び半分の人や、真剣ではない人、霊性や崇敬の念を持たない人はやるべきではありません。やっても結果が出ないところか、高次のものを故意にもてあそぶのは、その者にとって決して良い結果をもたらしません。これらのエクササイズはそれを理解できる数少ない人たちのためのものであり、それ以外の人にはピンと来ず、やってみたいとも思わないでしょう。

瞑想中は、エクササイズに書かれているイメージがありありと脳裏に浮かび、徐々に自分の内側の本当の意識として表れてくるまで、そこに意識を留めておきます。

徐々にマインドが動きを止めて休息し、イメージがはっきりと浮かんでくることでしょう。以上のエクササイズで得た至福状態に溺れてやり過ぎたり、日常の物事に不満を抱いたりするようなことがないように気をつけましょう。

日常は、あなたにとって為になる、必要なレッスンです。いくら気が進まなくても逃げてはなりません。意識の拡大によってもたらされる喜びを、自分を元気づけ、人生の試練を乗り越える力としてください。

人生に不満を持ったり、嫌気を起こしたりするための材料にはしないでください。どんなものにもそれぞれに価値があり、それにふさわしい場所というものがあります。これらのエクササイズを実践する人の多くは、いずれ、もっと多くのことを知りたいと思うことでしょう。ご安心ください。そのときが来れば、求めれば必ず道は開けます。勇気と自信をもって、太陽が昇る東方へと顔を向けて、進み続けてください。

あなたに、そしてすべての人類に平和がありますように。

訳者あとがき

本書は、「引き寄せの法則」の元祖とも言われるウィリアム・ウォーカー・アトキンソンが、「ヨギ・ラマチャラカ」名義で書いた呼吸の本です。

アトキンソンは1894年、32歳のときに米国ペンシルベニア州の弁護士となり、成功を収めますが、過労がたたって大病を患い、精神を病み、経済的にも破綻してしまいます。そんな彼をどん底から救ったのが、インドから伝わった「ヨガ」の心身鍛錬法と、心の持ちようが健康やお金の状態として表れるという「ニューソート（本書中では「メンタルサイエンス」）」の思考法を取り入れた自己改革でした。

心身の健康を取り戻し、経済的にも豊かになったアトキンソンは、その方法を他の多くの悩める人々に伝えるべく、39歳の時から69歳で亡くなるまでの30年間にさまざまなペンネームを使い分けて100冊以上の書籍を著したといいます。その中でも本書は、アトキンソンがまだ40歳の頃に、ラマチャラカ名義で初めて筆をとった作品です。このことからも、アトキンソンが伝えたかった事柄の中で「呼吸」がいかに重要な位置を占めていたかが分かるでしょう。

本書は100年以上前の「現代人」に向けて書かれた本ですが、呼吸をとりまく状況は今もそれほど変わっていないように思います。「究極の呼吸法」の基本として解説されている「鼻呼吸」の重要性は、最近でこそよく言われていますが、今も現代日本人のかなりの人数（一説によると7割）が口呼吸だと言われています。

鼻呼吸がいいと頭では分かっても、口呼吸から鼻呼吸に変えられずにいる人はたくさんいます。口呼吸常習者にとって、鼻呼吸は通常、違和感があるだけでなく、苦しいものだからです。口と鼻の穴の大きさを比べれば、吸い込む空気の量がガクッと減るのですから当然です。

しかし、本書の鼻呼吸による「完全呼吸」を説明通りに行えば、息苦しいどころか、今までよりもたくさんの空気を肺に取り入れることができ、気分がスッキリします。やってみれば分かりますが、何も変わったエクササイズなどではなく、あくまで自然な呼吸です。簡単にできて、気持ちがいいから自然にまたやりたくなる。そんな呼吸法です。

さらに、後半の呼吸エクササイズ（といいつつも、実質的にはヒーリングだったり願望実現法だったりする）の基本になる「リズム呼吸」では、自分の心拍のリズムで息をすることを学びます。現代に生きる人で、自分のリズムで呼吸をできている人が、どれくらいいるでしょうか。自分以外のもののリズムに振り回されていることが多いのではないでしょうか。「Eメール無呼吸症候群」ではありませんが、作業に没頭して息を止めてしまっていることすらあります。

著者が本文中で何度も警告しているように、本書の呼吸法は、シンプルすぎてあまり魅力的には見えないかもしれません。大した効果はなさそうに思え、やらない理由をたくさん思いつくかもしれません。しかしそれは、もしかすると、呼吸を変えると根本的なところから変わってしまうことが分かっていて、脳が無意識のうちに変化に抵抗しているせいかもしれません。

いくら忙しくても、いくら何もする気力・体力がなくても、「生きている」以上、私たちは息をしています。好むと好まざるとに関わらず、生きている私たちの身体は、今この瞬間も何らかのリズムを刻み、世界に発振しています。そして、そのバイブレーションに共鳴した物事が私たちの人生に引き寄せられています。今あなたが目にしている現実はあなたが望むものでしょうか。

もし、呼吸のリズムを変えたとしたら……？

つまり本書は、一貫して呼吸法について述べながら、その実、人生のあらゆる側面を本来のあなたに合ったバイブレーションに変えるための本なのです。アトキンソンは、私たちが普段何気なく行っている呼吸にこそ、１人の人間をどん底から救い上げ、根底から変容させる力があると信じていました。

余談ですが、口呼吸常習者だった私が、呼吸を意識し、鼻呼吸を習慣付けるのに役立ったのは、テープ（マスキングテープなど。１００円ショップに売っているような安いものの方が粘着力が弱くて使いやすい）で口を閉じておくことでした。この本の大半も、口にテープを貼って訳しました。いつもなら、訳に悩むとき、気づくと歯を食いしばっていることがあるのですが、よりリラックスできたように思います（笑）。

原書を片手にエクササイズをしながら、「図面があればもっと手軽にできるのに」と思いました。原書は文字だけですので、分かりやすいイラスト付きでこの本を読めるのは、日本語版読者だけの特権です。

最後に、このような素晴らしい本を翻訳する機会をいただきましたナチュラルスピリットの今井社長、100年以上前の本だということを忘れるほど素敵に編集してくださった高山渦氏、オリジナルの図版を作成してくださった伏田光宏氏に心から感謝いたします。

2019年8月

柏木　栄里子

訳者について

柏木 栄里子（かしわぎ えりこ）

英日翻訳者。テクノロジー系企業の社内翻訳者としての勤務を経て、2011 年にフリーランス翻訳者となる。14 年以上の翻訳経験を元に、原著者の意図に忠実でありながら、読みやすい翻訳を心がけている。訳書に『禅の夜明け』（ナチュラルスピリット）がある。

究極の呼吸法

●

2019年11月11日　初版発行
2023年8月8日　第2版発行

著者／ヨギ・ラマチャラカ
訳者／柏木栄里子

装幀／福田和雄
編集／高山渦
イラスト・DTP／伏田光宏（F's factory）

発行者／今井博揮
発行所／株式会社ナチュラルスピリット
〒101-0051 東京都千代田区神田神保町3-2　高橋ビル2階
TEL 03-6450-5938　FAX 03-6450-5978
E-mail　info@naturalspirit.co.jp
ホームページ　https://www.naturalspirit.co.jp/

印刷所／創栄図書印刷株式会社

ISBN978-4-86451-320-3 C0010